中医传世经典诵读本

汤头歌诀

清·汪昂◎著

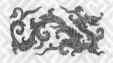

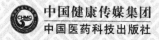

中国健康传媒集团
中国医药科技出版社

图书在版编目（CIP）数据

汤头歌诀/（清）汪昂著．—北京：中国医药科技
出版社，2016.5
（中医传世经典诵读本）
ISBN 978 – 7 – 5067 – 8389 – 7

Ⅰ. ①汤…　Ⅱ. ①汪…　Ⅲ. ①方歌 – 汇编
Ⅳ. ①R289.4

中国版本图书馆 CIP 数据核字（2016）第 071797 号

美术编辑　陈君杞
版式设计　锋尚设计
出版　**中国健康传媒集团** | 中国医药科技出版社
地址　北京市海淀区文慧园北路甲 22 号
邮编　100082
电话　发行：010 – 62227427　邮购：010 – 62236938
网址　www.cmstp.com
规格　880 × 1230mm $\frac{1}{64}$
印张　2$\frac{1}{4}$
字数　54 千字
版次　2016 年 5 月第 1 版
印次　2023 年 9 月第 8 次印刷
印刷　三河市百盛印装有限公司
经销　全国各地新华书店
书号　ISBN 978 – 7 – 5067 – 8389 – 7
定价　**10.00 元**

获取新书信息、投稿、
为图书纠错，请扫码
联系我们。

汤头歌诀

内容提要

　　《汤头歌诀》为清代医家汪昂所著，汪昂，字讱庵，安徽休宁人，生于明万历四十年（1615年），卒年不详。本书为一卷，章节一如《医方集解》，一歌之出，对方剂应用之理、法、方、药囊括无余，方义明析，言简意赅，音韵流畅，颇切诗章词意，为医家临证必备之书。

原 序

　　古人治病，药有君臣，方有奇偶，剂有大小，此汤头所由来也。仲景为方书之祖，其《伤寒论》中既曰太阳证、少阳证、太阴证、少阴证矣，而又曰麻黄证、桂枝证、柴胡证、承气证等。不以病名病，而以药名病。明乎因病施药，以药合证，而后用之，岂苟焉而已哉！今人不辨证候，不用汤头，率意任情，治无成法，是犹制器而废准绳，行阵而弃行列，欲以已病却疾，不亦难乎？盖古人制方，佐使君臣，配合恰当；从治正治，意义深长。如金科玉律，以为后人楷则。惟在善用者，神而明之，变而通之，如淮阴背水之阵，诸将疑其不合兵法，而不知其正在兵法之中也。旧本有《汤头歌诀》，辞多鄙率，义弗赅明，难称善本。不揣愚瞽，重为编辑，并以所主病证括入歌中，间及古人用药制方之意。某病某汤，门分义悉；理法兼备，体用具全；千古心传，端在于此。实医门之正宗，活人之榖率也。然古方甚多，难以尽录。量取便用者，得歌二百首。正方、附方共三百有奇。盖易则易知，简则易从。以此提纲挈领，苟能触类旁通，可应无穷之变也。是在善读者加之意耳。

康熙甲戌夏月休宁八十老人汪昂题

凡　例

一、本集诸歌，悉按沈约诗韵。其中平仄不能尽协者，以限于汤名、药名，不可改易也。

二、古歌四句，仅载一方，尚欠详顺。本集歌不限方，方不限句；药味药引，俱令周明；病证治法，略为兼括。或一方而连汇多方，方多而歌省，并示古人用药触类旁通之妙，间及加减之法，便人取裁。

三、《医学入门》载歌三百首，东垣歌二百六十八首，皆不分门类。每用一方，搜寻殆遍。本集歌止二百首，而方三百有奇，分为二十门。某病某汤，举目易了。方后稍为训释，推明古人制方本义，使用药者有所依据，服药者得以参稽，庶觉省便。

四、歌后注释，所以畅歌词之未备，颇经锤炼。读者倘不鄙夷，亦可诵习也。

五、拙著《医方集解》，网罗前贤方论，卷帙稍繁，不便携带。故特束为《歌诀》，附于本草之末，使行旅可以轻赍，缓急得以应用也。

六、是书篇章虽约，苟熟读之，可应无穷之变，远胜前人盈尺之书数部。有识之士，当不以愚言为狂僭也。

讱庵汪昂漫识

目　录

汤头歌诀

补益之剂

十首　附方七

四君子汤 助阳补气

　　四君子汤（《局方》）中和义，参术茯苓甘草比。（人参、白术、茯苓各二钱，甘草一钱。气味中和，故名君子。）益以夏陈（半夏、陈皮）名六君，（汤。）祛痰补气阳虚饵。（二陈除痰，四君补气，脾弱阳虚宜之。）除却半夏名异功，（散，钱氏。）或加香砂胃寒使。（加木香、砂仁，行气温中，名香砂六君汤。）

升阳益胃汤 升阳益胃

　　升阳益胃（汤，东垣）参术芪，黄连半夏草陈皮。苓泻防风羌独活，柴胡白芍枣姜随。〔黄芪二两，人参、半夏、炙甘草各一钱，羌活、独活、防风、白芍（炒）各五钱，陈皮四钱，白术、茯苓、泽泻、柴胡各三钱，黄连二钱。每服三钱，加姜、枣煎。六君子助阳，补脾除痰；重

用黄芪补气固胃；柴胡、羌活除湿升阳；泽泻、茯苓泻热降浊。加芍药和血敛阴，少佐黄连以退阴火。〕

按：东垣治疗首重脾胃，而益胃又以升阳为先，故每用补中、上升下渗之药。此方补中有散，发中有收，脾胃诸方多从此仿也。

黄芪鳖甲散劳热

黄芪鳖甲（散，罗谦甫）地骨皮，艽菀参苓柴半知。地黄芍药天冬桂，甘桔桑皮劳热宜。（治虚劳骨蒸，晡热咳嗽，食少盗汗。黄芪、鳖甲、天冬各五钱，地骨皮、秦艽、茯苓、柴胡各三钱，紫菀、半夏、知母、生地、白芍、桑皮、炙草各二钱半，人参、肉桂、桔梗各钱半。每服一两，加姜煎。鳖甲、天冬、知、芍补水养阴；参、芪、桂、苓、甘草固卫助阳；桑、桔泄肺热，菀、夏理痰嗽；艽、柴、地骨退热升阳。为表里气血交补之剂。）

秦艽鳖甲散风劳

秦艽鳖甲（散）治风劳，地骨柴胡及青蒿。当归知母乌梅合，止嗽除蒸敛汗高。（鳖甲、地骨皮、柴胡各一两，青蒿五钱，秦艽、当归、知母各五钱，乌梅五钱。治略同前，汗多倍黄芪。此方加青蒿、乌梅，皆敛汗退蒸之义。）

秦艽扶羸汤肺劳

秦艽扶羸（汤，《直指》）鳖甲柴，地骨当归紫菀偕。半夏人参兼炙草，肺劳蒸嗽合之谐。（治肺痿骨蒸，劳嗽声嗄，自汗体倦。柴胡二钱，秦艽、鳖甲、地骨皮、当归、人参各钱半，柴菀、半夏、甘草炙各一钱，加姜、枣煎。）

按：黄芪鳖甲散，盖本此方，除当归加余药，透肌解热，柴胡、秦艽、干葛为要剂，故骨蒸方中多用之。此方虽表里交治，而以柴胡为君。

紫菀汤劳热久嗽

紫菀汤（海藏）中知贝母，参苓五味阿胶偶。再加甘桔治肺伤，咳血吐痰劳热久。（治肺伤气极，劳热咳嗽，吐痰吐血，肺痿肺痈。紫菀、知母、象贝、阿胶各二钱，人参、茯苓、甘草、桔梗各五分，五味十二粒，一方加莲肉。以保肺止嗽为君，故用阿胶、五味；以清火化痰为臣，故用知母、贝母；佐以参、苓、甘草，扶土以生金；使以桔梗，上浮而利膈。）

百合固金汤 肺伤咳血

百合固金（汤，赵蕺庵）二地黄，玄参贝母桔甘藏。麦冬芍药当归配，喘咳痰血肺家伤。（生地二钱，熟地三钱，麦冬钱半，贝母、百合、当归、白芍、甘草各一钱，玄参、桔梗各八分。火旺则金伤，故以玄参、二地助肾滋水；麦冬、百合保肺安神，芍药、当归平肝养血，甘桔、贝母清金化痰，皆以甘草培本，不欲以苦寒伤生发之气也。）

补肺阿胶散 止嗽生津

补肺阿胶（散，钱氏）马兜铃，鼠黏甘草杏糯停。肺虚火盛人当服，顺气生津嗽哽宁。（阿胶两半，马兜铃焙、鼠黏子炒、甘草炙、糯米各一两，杏仁七钱。牛蒡利膈滑痰，杏仁降气润嗽。李时珍曰：马兜铃非取补肺，取其清热降气，肺自安也。其中阿胶、糯米乃补肺之圣药。）

小建中汤温中散寒

小建中汤（仲景）芍药多，（即桂枝加芍药汤，再加饴糖，名建中。）桂姜甘草大枣和。更加饴糖补中脏，虚劳腹冷服之瘥。（芍药六两，桂枝、生姜各三两，甘草一两，枣十二枚，饴糖一升。）增入黄芪名亦尔，〔加黄芪两半，名黄芪建中汤（《金匮》）。若除饴糖，则名黄芪五物汤，不名建中矣。今人用建中者，绝不用饴糖，何哉？〕表虚身痛效无过。又有建中十四味，阴斑劳损起沉疴。（亦有阴证发斑者，淡红隐隐散见肌表，此寒伏于下，逼其无根之火熏肺而然，若服寒药立毙。）十全大补加附子，麦夏苁蓉仔细哦。（即十全大补汤加附子、麦冬、半夏、肉苁蓉，名十四味建中汤。十四味除茯苓、白术、麦冬、川芎、熟地、肉苁蓉，名八味大建中汤。治同。）

益气聪明汤 聪耳明目

益气聪明汤（东垣）蔓荆，升葛参芪黄柏并。更加芍药炙甘草，耳聋目障服之清。（参、芪各五钱，蔓荆子、葛根各三钱，黄柏、白芍各二钱，升麻钱半，炙草一钱，每服四钱。人之中气不足，清阳不升，则耳目不聪明。蔓荆、升、葛，升其清气；参、芪、甘草，补其中气，而以芍药平肝木，黄柏滋肾水也。）

发表之剂

十四首　附方八

麻黄汤_{寒伤营无汗}

　　麻黄汤（仲景）中用桂枝，杏仁甘草四般施。发热恶寒头项痛，伤寒服此汗淋漓。〔麻黄（去节）三两，桂枝二两，杏仁七十枚去皮尖，甘草炙一两。伤寒太阳表证无汗，用此发之。麻黄善发汗，恐其力猛，故以桂枝监之，甘草和之，不令大发也。〕

　　按：桂、麻二汤虽治太阳证，而先正每云皆肺药，以伤寒必自皮入，而桂、麻又入肺经也。

桂枝汤_{寒伤卫有汗}

　　桂枝汤（仲景）治太阳（中）风，芍药甘草姜枣同。（桂枝、芍药、生姜各三钱，炙草三两，大枣十二枚。治太阳中风有汗，用此解肌，以和营卫，中犹伤也。仲景《伤寒论》通用。）桂麻相合名各半，（汤。）

太阳如疟此为功。（热多寒少，如疟状者，宜之。）

大青龙汤风寒两解

大青龙汤（仲景）桂麻黄，杏草石膏姜枣藏。（麻黄六两，桂枝、炙草各三两，杏仁四十枚，石膏鸡子大，生姜三两，大枣十二枚。）太阳无汗兼烦躁，（烦为阳、为风，躁为阴、为寒。必太阳证兼烦躁者，方可用之。以杏、草佐麻黄发表，以姜、枣佐桂枝解肌，石膏质重泻火，气轻亦达肌表。义取青龙者，龙兴而云升雨降，郁热顿除，烦躁乃解也。若少阴烦躁，而误服此则逆。）风寒两解此为良。（麻黄汤治寒，桂枝汤治风，大青龙兼风寒而两解之。陶节庵曰：此汤险峻，今人罕用。）

小青龙汤太阳行水发汗

小青龙汤（仲景）治水气，喘咳呕哕渴利慰。（太阳表证未解，心下有水气者用之。或喘或咳，或呕或哕，或渴或利，或短气，或小便闭，皆水气内积所致。）姜桂麻黄芍药甘，细辛半夏兼五味。〔干姜、麻黄、桂枝、芍药（酒炒）、炙草、细辛各二两，半夏、五味子各半升。桂枝解表，使水从汗泄；芍药敛肺，以收喘咳；姜、夏、细辛润肾行水，以止渴呕，亦表里分消之意。〕

葛根汤 太阳无汗恶风

葛根汤（仲景）内麻黄襄，二味加入桂枝汤。（桂枝、芍药、炙草各二两，姜三两，枣十二枚，此桂枝汤也，加葛根四两，麻黄三两。）轻可去实因无汗，（中风表实，故汗不得出。《十剂》曰：轻可去实，葛根、麻黄之属是也。）有汗加葛无麻黄。（名桂枝加葛根汤，仲景治太阳有汗恶风。）

升麻葛根汤 阳明升散

升麻葛根汤钱氏，（钱乙。）再加芍药甘草是。（升麻三钱，葛根、芍药各二钱，炙草一钱。轻可去实，辛能达表，故用升麻发散阳明表邪。阳邪盛则阴气虚，故加芍药敛阴和血。升麻、甘草升阳解毒，故亦治时疫。）阳明发热与头疼，无汗恶寒均堪倚。（及目痛、鼻干、不得卧等症。）亦治时疫与阳斑，痘疹已出慎勿使。（恐升散重虚其表也。）

九味羌活汤解表通利

九味羌活（汤，张元素）用防风，细辛苍芷与川芎。黄芩生地同甘草，三阳解表益姜葱。（羌活、防风、苍术各钱半，白芷、川芎、黄芩、生地、甘草各一钱，细辛五分，加生姜、葱白煎。）阴虚气弱人禁用，加减临时再变通。（洁古制此汤，以代麻黄、桂枝、青龙各半等汤。用羌、防、苍、细、芎、芷，各走一经，祛风散寒，为诸路之应兵。加黄芩泄气分之热，生地泄血中之热，甘草以调和诸药。然黄芩、生地寒滞，未可概施，用时宜审。）

十神汤时行感冒

十神汤（《局方》）里葛升麻，陈草芎苏白芷加。

麻黄赤芍兼香附，时行（瘟疫）感冒效堪夸。（葛根、升麻、陈皮、甘草、川芎、白芷、紫苏、麻黄、赤芍、香附等份，加姜、葱煎，治风寒两感，头痛发热，无汗恶寒，咳嗽鼻塞。芎、麻、升、葛、苏、芷、香附，辛香利气，发表散寒。加芍药者，敛阴气于发汗之中；加甘草者，和阳气于疏利之队也。吴绶曰：此方用升麻、干葛，能解阳明瘟疫时气。若太阳伤寒发热用之，则引邪入阳明，传变发斑矣，慎之！）

神术散 散风寒湿

神术散（《局方》）用甘草苍，细辛藁本芎芷羌。（苍术二两，炙草、细辛、藁本、白芷、川芎、羌活各一两，每服四钱，生姜、葱白煎。）各走一经祛风湿，（太阴苍术，少阴细辛，厥阴、少阳川芎，太阳羌活、藁本，阳明白芷。此方与九味羌活汤意同，加藁本，除黄芩、生地、防风，较羌活汤更稳。）风寒泄泻总堪尝。太无神术（散，太无，丹溪之师）即平胃（散），加入菖蒲与藿香。（陈皮为君二钱，苍术、厚朴各一钱，炙草、菖蒲、藿香各钱半，治岚瘴、瘟疫时气。）

海藏神术（散）苍防草，太阳无汗代麻黄。（苍术、防风各二两，炙草一两，用代仲景麻黄汤，治太阳伤寒无汗。）若以白术易苍术，太阳有汗此方良。（名白术汤，用代桂枝汤，治太阳伤风有汗。二术主治略同，特有止汗、发汗之异。）

麻黄附子细辛汤少阴表证

麻黄附子细辛汤，（仲景。）发表温经两法彰。（麻黄、细辛各二两，附子一枚炮。麻黄发太阳之汗，附子温少阴之经，细辛为肾经表药，联属其间。）若非表里相兼治，少阴反热曷能康。（少阴证，脉沉属里，当无热，今反发热，为太阳表证未除。）

人参败毒散暑湿热时行

人参败毒（散）茯苓草，（活人毒即湿热也。）枳桔柴前羌独芎。薄荷少许姜三片，时行感冒有奇功。（人参、茯苓、枳壳、桔梗、柴胡、前胡、羌活、独活、川芎各一两，甘草五钱，每服二两，加薄荷、生姜煎。羌活理太阳游风，独活理少阴伏风，兼能去湿除痛，川芎、柴胡和血升清，枳壳、前胡行痰降气，甘、桔、参、苓清肺强胃，辅正匡邪也。喻嘉言曰：暑、湿、热三气门中，推此方为第一。俗医减却人参，曾与他方有别耶？）去参名为败毒散，加入消风（散，见风门）治亦同。（合消风散，名消风败毒散。）

再造散 阳虚不能作汗

再造散（节庵）用参芪甘，桂附羌防芎芍参。细辛加枣煨姜煎，阳虚无汗法当谙。〔人参、黄芪、甘草、川芎、白芍（酒炒）、羌活、防风、桂枝、附子（炮）、细辛（煨）、姜、大枣煎。以参、芪、甘、姜、桂、附大补其阳，羌、防、芎、细散寒发表。加芍药者，于阳中敛阴，散中有收也。陶节庵曰：发热头痛，恶寒无汗，服汗剂汗不出者，为阳虚不能作汗者，名无汗证。庸医不识，不论时令，遂以升麻重剂劫取其汗，误人死者多矣。又曰：人第知参、芪能止汗，而不知其能发汗，以在表药队中，则助表药而解散也。〕

麻黄人参芍药汤 内感虚寒

麻黄人参芍药汤，（东垣。）桂枝五味麦冬襄。归芪甘草汗兼补，虚人外感服之康。〔麻黄、芍药、黄芪、当归、甘草（炙）各一钱，人参、麦冬各三分，桂枝五分，五味五粒。东垣治一人内蕴虚热，外感大寒而吐血，法仲景麻黄汤，加补剂制此方，一服而愈。原解曰：麻黄散外寒，桂枝补表虚，黄芪实表益卫，人参益气固表，麦冬、五味保肺气，甘草补脾，芍药安太阴，当归和血养血。〕

神白散 一切风寒

神白散（《卫生家宝》）用白芷甘，姜葱淡豉与相参。（白芷一两，甘草五钱，淡豉五十粒，姜三片，葱白三寸，煎服取汗。）一切风寒皆可服，妇人鸡犬忌窥探。（煎要至诚，服乃有效。）《肘后》单煎葱白豉，（葱一握，豉一升，名葱豉汤。）用代麻黄（汤）功不惭。（伤寒初觉头痛身热，便宜服之，可代麻黄汤。）

攻里之剂

大承气汤 胃腑三焦大热大实

大承气汤（仲景）用芒硝，枳实厚朴大黄饶。〔大黄四两（酒洗），芒硝三合，厚朴八两，枳实五枚。〕救阴泻热功偏擅，急下阳明有数条。（大黄治大实，芒硝治大燥大坚，二味治无形血药；厚朴治大满，枳实治痞，二味治有形气药。热毒传入阳明胃腑，痞、满、燥、实全见，杂证、三焦实热，并须以此下之。胃为水谷之海，土为万物之母。四旁有病，皆能传入胃，已入胃腑则不复传他经矣。陶节庵曰：伤寒热邪传里，须看热气浅深用药，大承气最紧，小承气次之，调胃又次之，大柴胡又次之。盖恐硝性燥急，故不轻用。）

小承气汤 胃腑实满

小承气汤（仲景）朴实黄，〔大黄四两，厚朴二两

（姜炒），枳实三枚（麸炒）。〕谵狂痞鞕（硬）上焦强。（热在上焦则满，在中焦则鞕，胃有燥粪则谵语，不用芒硝者，恐伤下焦真阴也。）益以羌活名三化，（汤。）中气闭实可消详。（用承气治二便，加羌活治风，中风体实者可偶用。然涉虚者多不可轻投。）

调胃承气汤 胃实缓攻

调胃承气（汤，仲景）硝黄草，〔大黄（酒浸）、芒硝各一两，甘草（炙）五钱。〕甘缓微和将胃保。（用甘草甘以缓之，微和胃气，勿令大泄下。）不用朴实伤上焦，（不用厚朴、枳实，恐伤上焦氤氲之气也。）中焦燥实服之好。

木香槟榔丸 一切实积

木香槟榔（丸，张子和）青陈皮，枳壳柏连棱术随。大黄黑丑兼香附，芒硝水丸量服之。一切实积能推荡，泻痢食疟用咸宜。〔木香、槟榔、青皮（醋炒）、陈皮（壳炒）、黄柏（酒炒）、黄连、吴茱萸（汤炒）、三棱、莪术

（并醋煎）各五钱，大黄（酒浸）一两，香附、牵牛各二两，芒硝水丸，量虚实服。木香、香附、青、陈、枳壳利气宽肠，黑牵牛、槟榔下气尤速，气得行则无痞满后重之患矣。连、柏燥湿清热，棱、莪行气破血，硝、黄去血中伏热，并为推坚峻品。湿热积滞去，则二便调而三焦通矣。盖宿垢不净，清阳终不得升，亦通因通用之义也。〕

枳实导滞丸湿热积滞

枳实导滞（丸，东垣）首大黄，芩连曲术茯苓勷。泽泻蒸饼糊丸服，湿热积滞力能攘。〔大黄一两，枳实（麸炒）、黄芩（酒炒）、黄连（酒炒）、神曲（炒）各五钱，白术（土炒）、茯苓各三钱，泽泻二钱，蒸饼糊丸，量虚实服之。黄、枳实荡热去积，芩、连佐之以清热，苓、泽佐之以利湿，神曲佐之以消食。又恐苦寒力峻，故加白术补土固中。〕若还后重兼气滞，木香导滞（丸）加槟榔。

温脾汤温药攻下

温脾（汤，《千金》）参附与干姜，甘草当归硝大黄。寒热并行治寒积，脐腹绞结痛非常。（人参、附子、甘草、芒硝各一两，大黄五两，当归、干姜各三两，煎服，日三。本方除当归、芒硝，亦名温脾汤，治久痢赤白，脾胃冷、实不消。硝、黄以荡其积，姜、附以祛其寒，参、草、当归以保其血气。）

按：古人方中，多有硝、黄、柏、连与姜、茱、桂、附寒热并用者，亦有参、术、硝、黄补泻并用者，亦有大黄、麻黄汗下兼行者，今人罕识其旨。姑录此方，以见治疗之妙不一端也。

蜜煎导法 肠枯便秘

蜜煎导法通大便，（仲景用蜜熬如饴，捻作挺子，掺皂角末，乘热纳谷道中，或掺盐。）或将（猪）胆汁灌肛中。（用猪胆汁醋和，以竹管插入肛门中，将汁灌入，顷当大便，名猪胆汁导法，仲景。）不欲苦寒伤胃腑，阳明无热勿轻攻。（胃腑无热而便秘者，为汗多，津液不足，不宜用承气妄攻。此仲景心法，后人罕识，故录二方于攻下之末。）

涌吐之剂

二首　附方六

汗、吐、下、和，乃治疗之四法。经曰：在上者涌之，其高者因而越之，故古人治病，用吐法者最多。朱丹溪曰：吐中就有发散之义。张子和曰：诸汗法古方多有之，惟以吐发汗者，世罕知之。今人医疗，惟用汗、下、和，而吐法绝置不用，可见时师之阙略。特补涌吐一门，方药虽简，而不可废也。若丹溪四物用四君引吐，又治小便不通，亦用吐法，是又在用者之无神矣。

瓜蒂散 痰食实热

瓜蒂散（仲景）中赤小豆，（甜瓜蒂炒黄、赤豆，共为末，热水或屑水调，量虚实服。）或入藜芦郁金凑。（张子和去赤豆加藜芦、防风，一方去赤豆加郁金、韭汁，俱名三圣散。鹅翎探吐，并治风痰。）此吐实热与风痰，（瓜蒂吐实热，藜芦吐风痰。）虚者参芦（散）一味匀。（虚人痰壅不得服瓜蒂者，以参芦代之，或加竹沥。）若吐虚烦栀豉汤，（仲景，栀子十四枚，豉四合，治伤寒后虚烦。）剧痰乌附尖方透。（丹溪治许白云，用瓜蒂、栀子、苦参、藜芦，屡吐不透，后以浆水和乌附尖服，始得大吐。）古人尚有烧盐方，一切积滞功能奏。（烧盐热汤调服，以指探吐，治霍乱、宿食、冷痛证。《千金》曰：凡病宜吐，大胜用药。）

稀涎散 吐中风痰

稀涎（散，严用和）皂角白矾班，〔皂角四挺（去皮弦炙），白矾一两，为末，每服五分。白矾酸苦涌泄，能软痰疾；皂角辛酸通窍，专制风木。此专门之兵也，初中风时宜用之。〕或益藜芦微吐间。风中痰升人眩仆，当先服此通其关。（令微吐稀涎，续进他药。）通关散用细辛皂，（角为末。）吹鼻得嚏保生还。（卒中者用此吹鼻，有嚏者可治，无嚏者为肺气已绝。）

和解之剂

九首　附方五

小柴胡汤 和解

小柴胡汤（仲景）和解供，半夏人参甘草从。更用黄芩并姜枣，少阳百病此为宗。（柴胡八两，半夏半升，人参、甘草、黄芩、生姜各三两，大枣十二枚。治一切往来寒热，胸满胁痛，心烦喜呕，口苦耳聋，咳渴悸利，半表半里之证。属少阳经者，但见一症即是，不必悉具。胆府清净，无出无入，经在半表半里，法宜和解。柴胡升阳达表，黄芩退热和阴，半夏祛痰散逆，参、草辅正补中，使邪不得复传入里也。）

四逆散 阳邪热厥

四逆散（仲景）里用柴胡，芍药枳实甘草须。（柴胡、芍药炒、枳实麸炒、甘草炙，等份。）此是阳邪成厥逆，（阳邪入里，四肢逆而不温。）敛阴泄热平剂扶。（芍药敛阴，枳实泄热，甘草和逆，柴胡散邪，用平剂以和解之。）

黄连汤 升降阴阳

黄连汤（仲景）内用干姜，半夏人参甘草藏。更用桂枝兼大枣，寒热平调呕痛忘。〔黄连（炒）、干姜（炮）、甘草、桂枝各三两，人参二两，半夏半升，大枣十二枚。治胸中有热而欲呕，胃中有寒而作痛，或丹田有热，胸中有寒者，仲景亦用此汤。〕

按：此汤与小柴胡汤同义，以桂枝易柴胡，以黄连易黄芩，以干姜易生姜，余药同，皆是和解之义。但小柴胡汤属少阳药，此汤属太阳、阳明药也。

黄芩汤 太阳、少阳合病下利

黄芩汤（仲景）用甘芍并，二阳合利枣加烹。（治太阳、少阳合病，下利。黄芩三两，芍药、甘草各二两，枣十二枚。阳邪入里，故以黄芩彻其热，甘草、大枣和其太阴。）此方遂为治痢祖，后人加味或更名。

（利，泄泻也；痢，滞下也。仲景本治伤寒下利，机要
用此治痢，更名黄芩芍药汤。洁古治痢，加木香、槟
榔、大黄、黄连、当归、官桂，名芍药汤。）再加生姜
与半夏，（名黄芩加生姜半夏汤，仲景。）前症兼呕此
能平。单用芍药与甘草，（炙，等份，名芍药甘草汤，
仲景。）散逆止痛能和营。（虞天民曰：白芍不惟治血
虚，兼能行气。腹痛者，营气不和，逆于内里，以白芍
行营气，以甘草和逆气，故治之也。）

逍遥散 解郁调经

逍遥散（《局方》）用当归芍，柴苓术草加姜薄。
〔柴胡、当归（酒拌）、白芍（酒炒）、白术（土
炒）、茯苓各一钱，甘草（炙）五分，加煨姜、薄荷
煎。〕散郁除蒸功最奇，（肝虚则血病，归、芍养血平
肝；木盛则土衰，术、草和中补土，柴胡升阳散热，茯
苓利湿宁心，生姜暖胃祛痰，薄荷消风理血。《医贯》
曰：方中柴胡、薄荷二味最妙，盖木喜风摇，寒即摧
萎，温即发生，木郁则火郁，火郁则土郁，土郁则金
郁，金郁则水郁。五行相因，自然之理也。余以一方治

木郁，而诸郁皆解，逍遥散是也。）调经八味丹栀著。
（加丹皮、栀子名八味逍遥散，治肝伤血少。）

藿香正气散治一切不正之气

藿香正气（散，《局方》）大腹苏，甘桔陈苓术朴
俱。夏曲白芷加姜枣，感伤（外感、内伤）岚瘴并能
驱。〔藿香、大腹皮、紫苏、茯苓、白芷各三两，陈
皮、白术（土炒）、厚朴（姜汁炒）、半夏曲、桔梗各
二两，甘草一两，每服五钱，加姜、枣煎。藿香理气和
中，辟恶止呕；苏、芷、桔梗散寒利膈，以散表邪；
腹、朴消满，陈、夏除痰以疏里滞；苓、术、甘草益脾
去湿，以辅正气。正气通畅，则邪逆自已矣。〕

六和汤调和六气

六和（汤，《局方》）藿朴杏砂呈，半夏木瓜赤茯
苓。术参扁豆同甘草，姜枣煎之六气平。（藿香、厚
朴、杏仁、砂仁、半夏、木瓜、赤茯苓、白术、人参、扁
豆、甘草，加姜、枣煎，能御风、寒、暑、湿、燥、火六

气，故名曰六和。藿香、杏仁理气化食，参、术、陈、夏补正匡脾，豆、瓜祛暑，赤茯行水。大抵以理气健脾为主，脾胃既强，则诸邪不能干矣。）或益香薷或苏叶，伤寒伤暑用须明。（伤寒加苏叶，伤暑加香薷。）

清脾饮 阳疟

清脾饮（严用和）用青朴柴，芩夏甘苓白术偕。更加草果姜煎服，热多阳疟此方佳。〔青皮、厚朴（醋炒）、柴胡、黄芩、半夏（姜制）、甘草（炙）、茯苓、白术（土炒）、草果（煨），加姜煎。疟不止，加酒炒常山一钱，乌梅二个；大渴，加麦冬、知母。疟疾，一名脾寒，盖因脾胃受伤者居多。此方乃加减小柴胡汤从温脾诸方而一变也。青、柴平肝破滞，朴、夏平胃祛痰，芩、苓清热利湿，术、草补脾调中，草果散太阴积寒，除痰截疟。〕

痛泻要方 痛泻

痛泻要方（刘草窗）陈皮芍，防风白术煎丸酌。

〔白术（土炒）三两，白芍（酒炒）四两，陈皮（炒）两半，防风一两，或煎或丸，久泻加升麻。〕补土泻木理肝脾，（陈皮理气补脾，防、芍泻木益土。）若作食伤医便错。（吴鹤皋曰：伤食腹痛，得泻便减，今泻而痛不减，故责之土败木贼也。）

表里之剂

八首　附方五

大柴胡汤发表攻里

大柴胡汤（仲景）用大黄，枳实芩夏白芍将。煎加姜枣表兼里，妙法内攻并外攘。（柴胡八两，大黄二两，枳实四枚，半夏半升，黄芩、芍药各三两，生姜二两，大枣十二枚。治阳邪入里，表证未除，里证又急者。柴胡解表，大黄、枳实攻里，黄芩清热，芍药敛阴，半夏和胃止呕，姜、枣调和营卫。按本方、次方治少阳阳明，后方治太阳阳明，为不同。）柴胡（加）芒硝（汤）义亦尔，（小柴胡汤加芒硝六两，仲景。）仍有桂枝（加）大黄汤。（仲景桂枝汤内加大黄一两，芍药三两，治太阳误下，转属太阴，大实痛者。）

防风通圣散表里实热

防风通圣（散，河间）大黄硝，荆芥麻黄栀芍翘。

甘桔芎归膏滑石，薄荷芩术力偏饶。表里交攻阳热盛，外科疡毒总能消。〔大黄（酒蒸）、芒硝、防风、荆芥、麻黄、黑栀、白芍（炒）、连翘、川芎、当归、薄荷、白术各五钱，桔梗、黄芩、石膏各一两，甘草二两，滑石三两，加姜、葱煎。荆、防、麻黄、薄荷发汗而散热搜风，栀子、滑石、硝、黄利便而降火行水，芩、桔、石膏清肺泻胃，川芎、归、芍养血补肝，连翘散气聚血凝，甘、术能补中燥湿，故能汗不伤表，下不伤里也。〕

五积散 发表温里

五积散（《局方》）治五般积，（寒积、食积、气积、血积、痰积。）麻黄苍芷芍归芎。枳桔桂姜甘茯朴，陈皮半夏加姜葱。（当归、川芎、白芍、茯苓、桔梗各八分，苍术、白芷、厚朴、陈皮各六分，枳壳七分，麻黄、半夏各四分，肉桂、干姜、甘草各三分，重表者用桂枝。桂、麻解表散寒，甘、芍和里止痛，苍、朴平胃，陈、夏消痰，芎、归养血，茯苓利水，姜、芷祛寒湿，枳、桔利膈肠。一方统治多病，唯善用者，变而通之。）陈桂枳陈余略炒，（三味生用，余药微炒，名熟味五积散。）熟料尤宜温散功。温中解表祛寒湿，散痞调经用各充。（陶节庵曰：凡阴证伤寒，脉浮沉无力者，均当服之，亦可加附子。）

葛根黄芩黄连汤 太阳阳明证，解表清里

葛根黄芩黄连汤，（仲景）甘草四般治二阳。（治太阳证，医误下之，邪入阳明，协热下利，脉促，喘而汗出者，葛根八两，炙草、黄芩各二两，黄连三两。）解表清里兼和胃，喘汗自利保平康。（成无已曰：邪在里，宜见阴脉，促为阳盛，知表未解也。病有汗出而喘者，为邪气外甚，今喘而汗出，为里热气逆，与此方散表邪、清里热。脉数而止曰促，用葛根者，专主阳明之表。）

参苏饮 内伤外感

参苏饮（元戎）内用陈皮，枳壳前胡半夏宜。干葛木香甘桔茯，内伤外感此方推。〔人参、紫苏、前胡、

半夏（姜制）、干葛、茯苓各七钱半，陈皮、枳壳（麸炒）、桔梗、木香、甘草各二钱，每服二钱，加姜、枣煎。治外感内伤，发热头痛，呕逆咳嗽，痰眩风泻。外感重者，去枣加葱白。苏、葛、前胡解表，参、苓、甘草补中，陈皮、木香行气破滞，半夏、枳、桔利膈祛痰。〕参前若去芎柴入，饮号芎苏治不差。（去人参、前胡，加川芎、柴胡，名芎苏饮，不服参者宜之。）香苏饮（《局方》）仅陈皮草，感伤内外亦堪施。〔香附（炒）、紫苏各二钱，陈皮去白一钱，甘草七分，加姜、葱煎。〕

茵陈丸 汗吐下兼行

茵陈丸（《外台》）用大黄硝，鳖甲常山巴豆邀。杏仁栀豉蜜丸服，汗吐下兼三法超。时气毒疬及疟痢，一丸两服量病调。〔茵陈、芒硝、鳖甲（炙）、栀子各二两，大黄五两，常山、杏仁（炒）各三两，巴豆一两（去心皮炒），豉五合，蜜丸梧子大。每服一丸，或吐、或汗、或利，不应，再服一丸，不应以热汤投之。栀子、淡豉，栀子豉汤也，合常山可以涌吐，合杏仁可以解肌。大黄、芒硝，承气汤也，可以荡热去实，合茵陈可以利湿退黄，加巴豆大热以祛脏腑积寒，加鳖甲滋阴以退血分寒热。此方备汗、吐、下三法，虽云劫剂，实是佳方。〕

大羌活汤 伤寒两感

大羌活汤即九味，己独知连白术暨。（即九味羌活汤加防己、独活、黄连、白术、知母各一两，余药各三钱，每服五钱。）散热培阴表里和，伤寒两感差堪慰。（两感伤寒：一曰太阳与少阴俱病，二曰阳明与太阴俱病，三曰少阳与厥阴俱病。阴阳表里，同时俱病，欲汗则有里证，欲下则有表证。经曰：其两感于寒者，必死。仲景无治法，洁古为制此方，间有生者。羌、独、苍、防、细辛，以散寒发表；芩、连、防己、知母、芎、地，以清里培阴；白术、甘草，以固中和表里。）

三黄石膏汤 解表清里

三黄石膏（汤）芩柏连，栀子麻黄豆豉全。姜枣细茶煎热服，（寒因热用。）表里三焦热盛宣。（石膏两半，黄芩、黄连、黄柏各七钱，栀子三十个，麻黄、淡豉各二合，每服一两，姜三片、枣二枚、茶一撮，煎热服。治表里三焦大热，谵狂，斑衄，身目俱黄。黄芩泻上焦，黄连泻中焦，黄柏泻下焦，栀子通泻三焦之火以清里，麻黄、淡豉散寒发汗而解表，石膏体重能泻肺胃之火，气轻亦能解肌也。）

消补之剂

七首　附方六

平胃散除湿散满

平胃散（《局方》）是苍术朴，陈皮甘草四般药。〔苍术（泔浸）二钱，厚朴（姜汁炒）、陈皮（去白）、甘草（炙）各一钱，姜、枣煎。〕除湿散满驱瘴岚，调胃诸方从此扩。（苍术燥湿强脾，厚朴散满平胃，陈皮利气行痰，甘草和中补土，泄中有补也。）或合二陈（名平陈汤，治痰）或五苓，（名胃苓汤，治泻。）硝黄麦曲均堪著。（加麦芽、神曲消食，加大黄、芒硝消积。）若合小柴（胡）名柴平，（汤。）煎加姜枣能除疟。又不换金正气散，即是此方加夏藿。（半夏、藿香。）

保和丸饮食轻伤

保和（丸）神曲与山楂，苓夏陈翘菔（音卜）子加。曲糊为丸麦（芽）汤下，亦可方中用麦芽。〔山楂（去核）

三两，神曲、茯苓、半夏各一两，陈皮、菔子（微炒）、连翘各五钱。山楂消肉食，麦芽消谷食，神曲消食解酒，菔子下气制曲，茯苓渗湿，连翘散结，陈、夏健脾化痰。此内伤而气未病者，故但以和平之品消而化之，不必攻补也。〕大安丸内加白术，（二两。）消中兼补效堪夸。

健脾丸补脾消食

健脾（丸）参术与陈皮，枳实山楂麦蘗（芽）随。曲糊作丸米饮下，消补兼行胃弱宜。〔人参、白术（土炒）各二两，陈皮、麦芽各一两，山楂两半，枳实（麸炒）三两。陈皮、枳实理气化积，山楂消肉食，曲、麦消谷食，人参、白术益气强脾。〕枳术丸（洁古）亦消兼补，〔白术（土炒）、枳实（麸炒）等份。〕荷叶烧饭上升奇。（荷叶包陈米饭，煨干为丸，引胃气及少阳甲胆之气上升。）

参苓白术散补脾

参苓白术（散）扁豆陈，山药甘莲砂薏仁。（数

药利气强脾。）桔梗上浮（载药上行）兼保肺，（恐燥
上僭。）枣汤调服益脾神。〔人参、茯苓、白术（土
炒）、陈皮、山药、甘草（炙）各一斤，扁豆（炒）十
二两，莲肉（炒）、砂仁、苡仁（炒）、桔梗各半斤，
共为末，每服二钱，枣汤或米饮调下。〕

枳实消痞丸 圆脾消痞

　　枳实消痞（丸，东垣）四君全，麦芽夏曲朴姜连。
蒸饼糊丸消积满，清热破结补虚痞。〔枳实（麸
炒）、黄连（姜汁炒）各五钱，人参、白术（炒）、麦
芽（炒）、半夏曲、厚朴（姜汁炒）、茯苓各三钱，甘
草（炙）、干姜各二钱。黄连、枳实治痞君药，麦、
夏、姜、朴温胃散满，参、术、苓、草燥湿补脾，使气
足脾运，痞乃化也。〕

鳖甲饮子 疟母

　　鳖甲饮子（严氏）治疟母，（久疟不愈，中有积
癖。）甘草芪术芍芎偶。草果槟榔厚朴增，乌梅姜枣

同煎服。〔鳖甲（醋炙）、黄芪、白术（土炒）、甘草、川芎、白芍（酒炒）、草果（面煨）、槟榔、厚朴等份，姜三片，枣二枚，乌梅少许煎。鳖甲属阴入肝，退热散结为君，甘、陈、芪、术助阳补气，川芎、白芍养血和阴，草果温胃，槟榔破积，厚朴散满，甘草和中，乌梅酸敛，姜、枣和营卫。〕

葛花解醒汤 解醒

葛花解醒（汤）香砂仁，二苓参术蔻青陈。神曲干姜兼泽泻，温中利湿酒伤珍。〔葛花、砂仁、豆蔻各一钱，木香一分，茯苓、人参、白术（炒）、青皮、陈皮各四分，神曲（炒）、干姜、猪苓、泽泻各五分，专治酒积及吐泻痞塞。砂、蔻、神曲皆能解酒，青皮、木香、干姜行气温中，葛花引湿热从肌肉出，苓、泻引湿热从小便出，益以参、术固其中气也。〕

理气之剂

十一首　附方七

补中益气汤 补气升阳

补中益气（汤，东垣）芪术陈，升柴参草当归
身。〔黄芪（蜜炙）钱半，人参、甘草（炙）各一
钱，白术（土炒）、陈皮（留白）、归身各五分，升
麻、柴胡各三分，加姜、枣煎。表虚者，升麻用蜜
水炒用。东垣曰：升、柴味薄性阳，能引脾胃清气
行于阳道，以资春气之和；又行参、芪、甘草上行，
充实腠理，使卫外为固。凡补脾胃之药，多以升阳
补气名之者，此也。〕虚劳内伤功独擅，亦治阳虚外
感因。（虚人感冒，不任发散者，此方可以代之，
或加辛散药。）木香苍术易归术，调中益气畅脾神。
（除当归、白术，加木香、苍术，名调中益气汤。
前方加白芍、五味子，发中有收，亦名调中益气汤，
俱李东垣方。）

乌药顺气汤中气

乌药顺气（汤，严用和）芎芷姜，橘红枳桔及麻黄。僵蚕炙草姜煎服，中气厥逆此方详。（厥逆痰塞，口噤脉伏，身温为中风，身冷为中气。中风多痰涎，中气无痰涎，以此为辨。许学士云：中气之证，不可作中风治。喻嘉言曰：中风证多挟中气。乌药、橘红各二钱，川芎、白芷、枳壳、桔梗、麻黄各一钱，僵蚕（去绿嘴炒）、炮姜、炙草各五分，加姜、枣煎。麻、梗、芎、芷发汗散寒，以顺表气；乌、姜、陈、枳行气祛痰，以顺里气。加僵蚕清化消风，甘草协和诸药。古云：气顺则风散，风邪卒中，当先治标也。）

越鞠丸六郁

越鞠丸（丹溪）治六般郁，气血痰火湿食因。（此六郁也。）芎苍香附兼栀曲，气畅郁舒痛闷伸。（吴鹤皋曰：香附开气郁，苍术燥湿郁，川芎调血郁，栀子清火郁，神曲消食郁，各等份，曲糊为丸。又湿郁加茯苓、白芷，火郁加青黛，痰郁加星、夏、瓜蒌、海石，血郁加桃仁、红花，气郁加木香、槟榔，食郁加麦芽、山楂，挟寒加吴茱萸。）又六郁汤苍芎附，甘苓橘半栀砂仁。（苍术、川芎、香附、甘草、茯苓、橘红、半夏、栀子、砂仁，此前方加味，兼治痰郁，看六郁中之重者为君，余药听证加减用之。）

苏子降气汤 降气行痰

苏子降气（汤，《局方》）橘半归，前胡桂朴草姜依。下虚上盛痰嗽喘，亦有加参贵合机。〔苏子、橘红、半夏、当归、前胡、厚朴（姜汁炒）各一钱，肉桂、炙甘草各五分，加姜煎。一方无桂加沉香。苏子、前胡、橘红、半夏降气行痰，气行则痰行也。数药兼能发表，加当归和血，甘草缓中。下虚上盛，故又用官桂引火归元。如气虚者亦有加人参、五味者。〕

四七汤 舒郁化痰

四七汤（《三因》）理七情气，（七气，寒、热、喜、怒、忧、愁、恚也，亦名七气汤。）半夏厚朴茯苓苏。〔半夏（姜汁炒）五钱，厚朴（姜汁炒）三钱，茯苓四钱，紫苏二钱。郁虽由乎气，亦多挟湿挟痰，故以半夏、厚朴除痰散滞，茯苓、苏叶利湿宽中。湿去痰行，郁自除矣。〕姜枣煎之舒郁结，痰涎呕痛尽能舒。又有《局方》名四七，（汤。）参桂夏草妙更殊。（人参、官桂、半夏各一钱，甘草五分，加姜煎。人参补气，官桂平肝，姜半夏祛痰，甘草和中，并不用利气之药。汤名四七者，以四味治人之七情也。）

四磨汤 七情气逆

四磨（汤，严氏）亦治七情侵，人参乌药及槟沉。（人参、乌药、槟榔、沉香等份。气逆，故以乌药、槟榔而顺之。加参者，恐伤其气也。）浓磨煎服调逆气，实者枳壳易人参。去参加入木香枳，五磨饮子白酒斟。（白酒磨服，治暴怒卒死，名气厥。）

代赭旋覆汤 痞鞭噫气

代赭旋覆（汤，仲景）用人参，半夏甘姜大枣临。

重以镇逆咸软痞，痞鞕（音硬）噫（音嗳）气力能禁。（赭石一两，参二两，旋覆、甘草各三两，半夏半升，生姜五两，枣十二枚。旋覆之咸以软坚，赭石之重以镇逆，姜、夏之辛以散虚痞，参、甘、大枣之甘以补胃弱。）

绀珠正气天香散_{顺气调经}

绀珠正气天香散，香附干姜苏叶陈。乌药舒郁兼除痛，气行血行自经匀。（香附八钱，乌药二钱，陈皮、苏叶各一钱，干姜五分，每服五、六钱。乌、陈入气分而理气，香、苏入血分而利气，干姜兼入气血，用辛温以顺气平肝，气行则血行，经自调而痛自止矣。）

橘皮竹茹汤_{胃虚呃逆}

橘皮竹茹（汤）治呕呃，参甘半夏枇杷麦。赤茯再加姜枣煎，方由金匮此加辟。（《金匮》方。橘皮、竹茹各二两，人参一两，甘草五分，生姜半斤，枣三十枚，名橘皮竹茹汤，治哕逆，即呃逆也。后人加半夏、麦冬、赤茯苓、枇杷叶。 呃逆由胃火上冲，肝胆之火助之，肺金之气不得下降也。 竹茹、枇杷叶清肺和胃而降气，肺金清则肝木自平矣。 二陈降痰逆，赤茯泻心火，生姜呕家圣药，久病虚羸，故以参、甘、大枣扶其胃气。）

丁香柿蒂汤病后寒呃

丁香柿蒂（汤，严氏）人参姜，呃逆因寒中气戕。（丁香、柿蒂各二钱，人参一钱，生姜五片。）济生香蒂仅二味，（亦名丁香柿蒂汤，加姜煎。 古方单用柿蒂，取其苦温降气；《济生》加丁香、生姜，取其开郁散痰；加参者，扶其胃气也。）或加竹橘用皆良。 （加竹茹、橘红，名丁香柿蒂竹茹汤，治同。）

定喘汤哮喘

定喘（汤）白果与麻黄，款冬半夏白皮汤。 苏杏黄芩兼甘草，肺寒膈热喘哮尝。〔白果（炒黄）三十枚，麻黄、半夏（姜制）、款冬各三钱，桑皮（蜜炙）、苏子各二钱，杏仁、黄芩各钱半，甘草一钱，加姜煎。麻黄、杏仁、桑皮、甘草散表寒而清肺气，款冬温润，白果收涩，定喘而清金，黄芩清热，苏子降气，半夏燥痰，共成散寒疏壅之功。〕

理血之剂

十三首　附方七

四物汤养血通剂

四物（汤，《局方》）地芍与归芎，血家百病此方通。〔当归（酒洗）、生地各三钱，白芍二钱，川芎钱半。 当归辛、苦、甘温，入心脾，主血为君；生地甘寒，入心肾，滋血为臣；芍药酸寒，入肝脾，敛阴为佐；川芎辛温，通行血中之气为使。〕八珍（汤）合入四君子，（参、术、苓、草。）气血双疗功独崇。（四君补气，四物补血。）再加黄芪与肉桂，（加黄芪助阳固卫，加肉桂引火归元。）十全大补（汤）补方雄。（补方之首。）十全除却芪地草，（除生地、黄芪、甘草。）加粟（米百粒）煎之名胃风。（汤。 张元素治风客肠胃，飧泄完谷及痠疼牙闭。）

人参养荣汤

人参养荣（汤）即十全，（汤，见前四物下。）除却川芎五味联。 陈皮远志加姜枣，脾肺气血补方先。
（即十全大补汤除川芎，加五味、陈皮、远志。 薛立
斋曰：气血两虚，变生诸证，不问脉病，但服此汤，诸
证悉退。）

归脾汤 引血归脾

归脾汤（《济生》）用术参芪，归草茯神远志随。
酸枣木香龙眼肉，煎加姜枣益心脾。 怔忡健忘俱可
却，肠风崩漏总能医。〔人参、白术（土炒）、茯神、
枣仁、龙眼肉各二钱，黄芪（蜜炙）钱半，当归（酒
洗）、远志各一钱，木香、甘草（炙）各八分。 血不
归脾则妄行，参、芪、甘、术之甘温以补脾，志、茯、
枣仁、龙眼之甘温、酸苦以补心，当归养血，木香调
气，气壮则自能摄血矣。〕

当归四逆汤 益血复脉

当归四逆（汤，仲景）桂枝芍，细辛甘草木通著。
再加大枣治阴厥，脉细阳虚由血弱。〔当归、桂枝、

芍药、细辛各二两，甘草（炙）、木通各二两，枣二十五枚。 成氏曰：通脉者，必先入心补血，当归之苦以助心血。 心苦缓，急食酸以收之，芍药之酸，以收心气。 肝苦急，急食甘以缓之，甘草、大枣、木通以缓阴血。〕内有久寒加姜茱，（素有久寒者，加吴茱萸二升，生姜半斤酒煎，名四逆加吴茱萸生姜汤，仲景。）发表温中通脉络。（桂枝散表风，吴茱萸、姜、细辛温经，当归、木通通经复脉。）不用附子及干姜，助阳过剂阴反灼。（姜附四逆在于回阳，当归四逆在于益血复脉，故虽内有久寒，只加生姜、吴茱萸，不用干姜、附子，恐反灼其阴也。）

养心汤 补血宁心

养心汤用草芪参，二茯芎归柏子寻。 夏曲远志兼桂味，再加酸枣总宁心。〔黄芪（蜜炙）、茯苓、茯神、川芎、当归（酒洗）、半夏曲各一两，甘草（炙）一钱，人参、柏子仁（去油）、肉桂、五味子、远志、枣仁（炒）各二钱半，每服五钱。 参、芪补心气，芎、归养心血，二茯、柏仁、远志泄心热而宁心神，五味、枣仁

收心气之散越，半夏去扰心之痰涎，甘草补土以培心子，赤桂引药以达心经。〕

桃仁承气汤膀胱蓄血

桃仁承气（汤，仲景）五般奇，甘草硝黄并桂枝。〔桃仁（去皮尖研）五十枚，大黄四两，芒硝、桂枝、甘草各二两。硝、黄、甘草，调胃承气也。热甚搏血，故加桃仁润燥缓肝，表证未除，故加桂枝调经解表。〕热结膀胱小腹胀，如狂蓄血最相宜。（小腹胀而小便自利，知为蓄血，下焦蓄血发热，故如狂。）

犀角地黄汤胃热吐衄

犀角地黄（汤）芍药丹，（生地半两，白芍一两，丹皮、犀角二钱半，每服五钱。）血升胃热火邪干。斑黄阳毒皆堪治，（犀角大寒，解胃热而清心火；芍药酸寒，和阴血而散肝火；丹皮苦寒，散血中之伏火；生地大寒，凉血而滋水，以其平诸药之僭逆也。）或益柴芩总伐肝。（因怒致血者，加柴胡、黄芩。）

咳血方_{咳嗽痰血}

咳血方（丹）中诃子收，瓜蒌海石山栀投。青黛蜜
丸口噙化，咳嗽痰血服之瘳。〔诃子（煨取肉）、瓜蒌
仁（去油）、海石（去砂）、栀子（炒黑）、青黛（水
飞）等份，蜜丸，嗽甚加杏仁。青黛清泻肝火，栀子清
肺凉心，瓜蒌润燥滑痰，海石软坚止嗽，诃子敛肺定
喘。不用血药者，火退而自止也。〕

秦艽白术丸_{血痔便秘}

东垣秦艽白术丸，归尾桃仁枳实攒。地榆泽泻皂角
子，糊丸血痔便艰难。〔大肠燥结，故便难。秦艽、白
术、归尾（酒洗）、桃仁（研）、地榆各一两，枳实（麸
炒）、泽泻、皂角子（烧存性）各五钱，糊丸。归尾、桃
仁以活血，秦艽、皂子以润燥，枳实泄胃热，泽泻泻湿
邪，地榆以破血止血，白术以燥湿益气。〕仍有苍术防风
剂，润血疏风燥湿安。（本方除白术、归尾、地榆，加苍
术、防风、大黄、黄柏、槟榔，名秦艽苍术汤。除枳实、

皂角、地榆，加防风、升麻、柴胡、陈皮、炙甘草、黄柏、大黄、红花，名秦艽除风汤，治并同。）

槐花散便血

槐花散用治肠风，侧柏（叶）黑荆（芥）枳壳充。为末等分米饮下，宽肠凉血逐风功。（槐花、柏叶凉血，枳壳宽肠，荆芥理血疏风。）

小蓟饮子血淋

小蓟饮子藕（节）蒲黄，（炒黑。）木通滑石生地襄。归草（当归、甘草）栀子淡竹叶，（等份煎服。）血淋热结服之良。（小蓟、藕节散瘀血，生地凉血，蒲黄止血，木通泻心火达小肠，栀子散郁火出膀胱，竹叶清肺凉心，滑石泄热利窍，当归引血归经，甘草和中调气。）

四生丸血热妄行

四生丸（《济生》）用三般叶，侧柏艾荷生地协。

（侧柏叶、艾叶、荷叶、生地黄。）等分生捣如泥煎，血热妄行止衄悭。（侧柏、生地补阴凉血，荷叶散瘀血、留好血，艾叶生者性温，理气止血。）

复元活血汤 损伤积血

复元活血汤（《发明》）柴胡，花粉当归山甲俱。桃仁红花大黄草，损伤瘀血酒煎祛。〔柴胡五钱，花粉、当归、穿山甲（炮）、甘草、红花各三钱，桃仁五十枚（去皮尖研），大黄一两，每服一两，酒煎。血积必于两胁，属肝胆经，故以柴胡引用为君，以当归活血脉，以甘草缓其急，以大黄、桃仁、红花、山甲、花粉破血润血。〕

祛风之剂

十二首　附方三

小续命汤 风证通剂

小续命汤（《千金》）桂附芎，麻黄参芍杏防风。黄芩防己兼甘草，六经风中此方通。〔通治六经中风，㖞邪不遂，语言謇涩，及刚柔二痉，亦治厥阴风湿。防风一钱二分，桂枝、麻黄、人参、白芍（酒炒）、杏仁（炒研）、川芎（酒洗）、黄芩（酒炒）、防己、甘草（炙）各八分，附子四分，姜、枣煎。麻黄、杏仁，麻黄汤也，治寒；桂枝、芍药，桂枝汤也，治风。参、草补气，芎、芍养血，防风治风淫，防己治湿淫，附子治寒淫，黄芩治热淫，故为治风通剂。刘宗厚曰：此方无分经络，不辨寒热虚实，虽多，亦奚以为？〕

昂按：此方今人罕用，然古今风方，多从此方损益为治。

大秦艽汤 搜风活血降火

大秦艽汤（《机要》）羌活防，芎芷辛芩二地黄。石膏归芍苓甘术，风邪散见可通尝。〔治中风，风邪散见，不拘一经者。秦艽、石膏各三两，羌活、独活、防风、川芎、白芷、黄芩（酒炒）、生地（酒洗）、熟地、当归（酒洗）、茯苓、芍药（酒炒）、甘草（炙）、白术（土炒）各一两，细辛五钱，每服一两。刘宗厚曰：秦艽汤、愈风汤，虽有补血之药，而行经散风之剂居其大半，将何以养血而益筋骨也？〕

昂按：治风有三法，解表、攻里、行中道也。初中必挟外感，故用风药解表散寒，而用血药、气药调里，活血降火也。

三生饮 卒中痰厥

三生饮（《局方》）用乌附星，三生皆用木香听。〔生南星一两，生川乌、附子（去皮）各五钱，木香二钱。〕加参对半扶元气，（每服一两，加参一两。）卒中痰迷服此灵。（乌、附燥热，行经逐寒；南星辛烈，除痰散风。重用人参以扶元气，少佐木香以行逆气。《医贯》曰：此行经散痰之剂，斩关擒王之将，宜急用之。凡中风口闭为心绝，手撒为脾绝，眼合为肝绝，遗尿为肾绝，鼻鼾为肺绝。吐沫直视，发直头摇，面赤如朱，汗坠如珠者，皆不治。若服此汤，间有生者。）星香散亦治卒中，体肥不渴邪在经。（中脏、中腑者重，中经者稍轻。胆星八钱，散痰，木香二钱，行气，为末服。《易简方》加姜煎服，名星香散。）

地黄饮子 痰厥风邪

地黄饮子（河间）山萸斛，麦味菖蒲远志茯。苁蓉桂附巴戟天，少入薄荷姜枣服。〔熟地、山萸肉、石斛、麦冬、五味、石菖蒲、远志、茯苓、肉苁蓉、官桂、附子（炮）、巴戟天等份，每服五钱，加薄荷少许煎。〕暗厥风痱能治之，（口噤身疼为暗厥，四肢不收为风痱。）火归水中水生木。（熟地以滋根本之阴，桂、附、苁蓉、巴戟以返真元之火，山萸、石斛平胃温肝，志、苓、菖蒲补心通肾，麦、味保肺以滋水源，水火既交，风火自息矣。刘河间曰：中风，非外中之风，良由将息失宜，心火暴甚，肾水虚衰，不能制之，故卒倒无知也。 治宜和脏腑，通经络，便是治风。《医贯》曰：痰涎上涌者，水不归元也；面赤烦渴者，火不归元也。 惟桂、附能引火归元，火归水中，则水能生木，木不生风，而风自息矣。）

独活汤 瘛疭昏愦

独活汤（丹溪）中羌独防，芎归辛桂参夏菖。 茯神远志白薇草，瘛疭（音炽纵）昏愦力能匡。〔羌活、独活、防风、当归、川芎、细辛、桂心、人参、半夏、菖蒲、茯神、远志、白薇各五钱，甘草（炙）二钱半，每服一两，加姜、枣煎。 肝属风而主筋，故瘛疭为肝邪。 二活、防风治风，辛、桂温经，半夏除痰，芎、归和血，血活则风散也。 肝移热于心则昏愦。 人参补心气，菖蒲开心窍，茯神、远志安心，白薇退热止风。 风静火息，血活神宁，瘛疭自已矣。〕

顺风匀气散 㖞僻偏枯

顺风匀气（散）术乌沉，白芷天麻苏叶参。 木瓜甘草青皮合，㖞僻偏枯口舌喑。〔口眼㖞斜，偏枯不遂，皆由宗气不能周于一身。白术二钱，乌药钱半，天麻、人参各五分，苏叶、白芷、木瓜、青皮、甘草（炙）、沉香（磨）各三分，加姜煎。天麻、苏、芷以疏风气，乌药、青、沉以行滞气，参、术、炙草以补正气，气匀则风顺矣，木瓜伸筋，能于土中泻木。〕

上中下通用痛风汤 上中下痛风

黄柏苍术天南星，桂枝（横行）防己（下行）及威灵。（仙，上下行。）桃仁红花龙胆草，（下行。）羌芷（上行）川芎（上下行）神曲停。痛风湿热兴痰血，上中下通用之听。〔黄柏（酒炒）、苍术（泔浸）、南星、姜各二两半，防己、桃仁（去皮尖）、胆草、白芷、川芎、神曲（炒）各一两，桂枝、威灵仙、红花、羌活各二钱半，曲糊丸，名上中下通用痛风汤。黄柏清热，苍术燥湿，龙胆泻火，防己利水，四者治湿与热。桃仁、红花活血祛瘀，川芎血中气药，南星散风燥痰，四者活血与痰。羌活去百节风，白芷去头面风，桂枝、威灵去臂胫风，四者所以治风。加神曲者，消中焦陈积之

气也。 症不兼者，加减为治。〕

独活寄生汤 风寒湿痹

独活寄生（汤，《千金》）艽防辛，芎归地芍桂苓均。 杜仲牛膝人参草，冷风顽痹屈能伸。〔独活、桑寄生、秦艽、防风、细辛、川芎（酒洗）、当归（酒洗）、白芍（酒炒）、熟地、桂心、茯苓、杜仲（姜汁炒断丝）、牛膝、人参、甘草等份，每服四钱。〕若去寄生加芪续，（黄芪、续断。）汤名三痹古方珍。 （名三痹汤，治风寒湿三痹。 喻嘉言曰：此方用参、芪、四物一派补药，加艽、防胜风湿，桂、辛胜寒，细辛、独活通肾气，凡治三气袭虚成痹者，宜准诸此。）

消风散 消风散热

消风散内羌防荆，芎朴参苓陈草并。 僵蚕蝉蜕藿香入，为末茶调或酒行。 头痛目昏项背急，顽麻瘾疹服之清。〔人参、防风、茯苓、川芎、羌活、僵蚕（炒）、蝉蜕、藿香各二两，荆芥、厚朴（姜汁炒）、陈皮（去白）、甘草（炙）各五钱，每服三钱，茶调下。疮癣，酒下。羌、防、芎、荆，治头目、项背之风，僵蚕、蝉蜕散咽膈、皮肤之风，藿香、厚朴去恶散满，参、苓、甘、桔辅正调中。〕

川芎茶调散 头目风热

川芎茶调散（《局方》）荆防，辛芷薄荷甘草羌。目昏鼻塞风攻上，正偏头痛悉平康。〔薄荷三钱，川芎、荆芥各四钱，防风钱半，细辛一钱，羌活、白芷、甘草（炙）各二钱，为末，每服三钱，茶调下。羌活治太阳头痛，白芷治阳明头痛，川芎治少阳、厥阴头痛，细辛治少阴头痛，防风为风药卒徒，薄荷、荆芥散风热而清头目。以风热上攻，宜于升散，巅顶之上，惟风药可到也。加甘草以缓中，加茶调以清降。〕方内如加僵蚕菊，菊花茶调（散）用亦臧。（菊花清头目，僵蚕去风痰。）

清空膏 风湿头风

清空（膏，东垣）芎草柴芩连，羌防升之入顶巅。

为末茶调如膏服，正偏头痛一时蠲。〔川芎五钱，甘草（炙）两半，柴胡七钱，黄芩（酒炒）、黄连（酒炒）、羌活、防风各一两，每服三钱。风寒湿热上攻头脑则痛，头两旁属少阳，偏头痛属少阳相火。芩、连苦寒，以羌、防、川、柴升之，则能去湿热于高巅之上矣。〕

人参荆芥散<small>妇人血风劳</small>

人参荆芥散（《妇宝》）熟地，防风柴枳芎归比。酸枣鳖羚桂术甘，血风劳作风虚治。〔血脉空疏，乃感风邪，寒热盗汗，久渐成劳。人参、荆芥、熟地、柴胡、枳壳、枣仁（炒）、鳖甲（童便炙）、羚羊角、白术各五分，防风、甘草（炙）、当归、川芎、桂心各三分，加姜煎。防风、柴、羚以疏风平木，地黄、龟、鳖以退热滋阴，芎、归、桂枝以止痛调经，参、术、炙草、枣仁以敛汗补虚，除烦进食。〕

祛寒之剂

十二首　附方二

理中汤_{寒客中焦}

理中汤（仲景）主理中乡，（仲景曰：理中者，理中焦。）甘草人参术黑姜。〔白术（土炒）二两，人参、干姜（炮）、甘草（炙）各一两，治太阴厥逆，自利不渴，脉沉无力。 人参利气益脾为君，白术健脾燥湿为臣，甘草和中补土为佐，干姜温胃散寒为使。〕呕利腹痛阴寒盛，或加附子总扶阳。（名附子理中汤。）

真武汤_{壮肾阳}

真武汤（仲景）壮肾中阳，茯苓术芍附生姜。〔附子一枚（炮），白术二两（炒），茯苓、白芍（炒）、生姜各三两。〕少阴腹痛有水气，悸眩眴惕保安康。（中有水气，故心悸头眩；汗多亡阳，故肉眴筋惕。眴：音纯，动貌。 苓、术补土利水，以疗悸眩；姜、附回阳益

火，以逐虚寒；芍药敛阴和营，以止腹痛。 真武，北方
水神。 肾中火足，水乃归元。 此方补肾之阳，壮火而
利水，故名。）

四逆汤阴证厥逆

四逆汤（仲景）中姜附草，三阴厥逆太阳沉。〔附
子一枚（生用），干姜一两，甘草（炙）二两，冷服。
专治三阴厥逆，太阳初证脉沉亦用之。〕或益姜葱参芍
桔，通阳复脉力能任。（音仁。 面赤，格阳于上也，
加葱白通阳；腹痛，加白芍和阴；咽痛，加桔梗利咽；
利止脉不出，加人参补气复脉；呕吐，加生姜以散
逆气。）

白通加人尿猪胆汁汤阴盛格阳

白通加（人）尿猪胆汁，（汤，仲景。 尿，音鸟，
去声，小便也。 俗读平声，非。）干姜附子兼葱白。
〔附子一枚（炮），干姜一两，葱白四茎，此白通汤
也。 葱白以通阳气，姜、附以散阴寒，加人尿五合，猪

胆汁一合。〕热因寒用妙义深,阴盛格阳厥无脉。（阴
寒内盛,格阳于外,故厥热无脉,纯与热药,则寒气格
拒,不得达入,故于热剂中加尿汁,寒药以为引用,使
得入阴而回阳也。）

吴茱萸汤吐利寒厥

吴茱萸汤（仲景）人参枣,重用生姜温胃好。 阳明
寒呕（太阳热呕忌用）少阴（下）利,厥阴头痛皆能
保。〔吴茱萸一升（炮）,人参三两,生姜六两,枣十
二枚。 姜、茱、参、枣,补土散寒。 茱萸辛热,能入
厥阴,治肝气上逆而致呕利腹痛。〕

益元汤戴阳烦躁

益元（汤,《活人》）艾附与干姜,麦味知连参草
将。〔附子（炮）、艾叶、干姜、麦冬、五味子、知
母、黄连、人参、甘草。 艾叶辛热,能回阳。〕姜枣葱
煎入童便,（冷服。）内寒外热名戴阳。 （此乃阴盛格
阳之证,面赤身热,不烦而躁,但饮水不入口,为外热

内寒。此汤姜、附加知、连，与白通加人尿、猪胆汁同义，乃热因寒药为引用也。）

按：内热曰烦，为有根之火；外热曰躁，为无根之火。故但躁不烦及先躁后烦者，皆不治。

回阳救急汤 三阴寒厥

回阳救急（汤，节庵曰：即四逆汤）用六君，桂附干姜五味群。〔附子（炮）、干姜、肉桂、人参各五分，白术、茯苓各一钱，半夏、陈皮各七分，甘草三分，五味九粒，姜煎。〕加麝三厘或（猪）胆汁，三阴寒厥见奇勋。（姜、桂、附子祛其阴寒。六君温补，助其阳气。五味子、人参以生其脉。加麝香者，以通其窍；加胆汁者，热因寒用也。）

四神丸 肾虚脾泻

四神（丸）故纸吴茱萸，肉蔻五味四般须。大枣百枚姜八两，〔破故纸四两（酒浸炒），吴茱萸一两（盐水炒），肉豆蔻三两（面裹煨），五味子三两（姜炒），生姜同煎。 枣烂即去姜，捣枣肉为丸，临卧盐汤下，若早服，不能敌一夜之阴寒也。〕五更肾泻火衰扶。（由肾命火衰，不能生脾土，故五更将交阳分，阳虚不能键闭而泄泻，不可专责脾胃也。 故纸辛温，能补相火，以通君火，火盛乃能生土；肉豆蔻暖胃固肠，吴茱萸燥脾去湿，五味子补肾涩精，生姜温中，大枣补土，亦以防水也。）

厚朴温中汤虚寒胀满

厚朴温中（汤）陈草苓，干姜草蔻木香停。 煎服加姜治腹痛，虚寒胀满用皆灵。 （厚朴、陈皮各一钱，甘草、茯苓、草豆蔻、木香各五分，干姜三分，加姜煎。干姜、草蔻辛热以散其寒，陈皮、木香辛温以调其气，厚朴辛温以散满，茯苓甘淡以利湿，甘草甘平以和中。寒散气行，痛胀自已矣。）

导气汤寒疝

寒疝痛用导气汤，川楝茴香与木香。 吴茱煎以长流水，散寒通气和小肠。（疝，亦名小肠气。 川楝四钱，木香五钱，茴香二钱，吴茱萸一钱，汤泡同煎。 川楝苦寒，入肝舒筋，能导小肠、膀胱之热从小水下行，为治疝君药；茴香暖胃散寒；吴茱萸温肝燥湿；木香行三焦通气。）

疝气方 寒湿疝气

疝气方（丹溪）用荔枝核，栀子山楂枳壳益。 （荔枝双结，状类睾丸，能入肝肾，辟寒散滞。 栀子泻火利水，枳壳行气破癥，山楂散瘀磨积。 睾，音皋，肾子也。）再入吴茱暖厥阴，（疝乃厥阴肝邪，非肾病，以肝脉络阴器也。）长流水煎疝痛释。 （等份，或为末，空心服。）

橘核丸 癫疝

橘核丸（《济生》）中川楝桂，朴实延胡藻带昆。桃仁二木酒糊合，癫疝痛顽盐酒吞。 （橘核、川楝子、海藻、海带、昆布、桃仁各二两，桂心、厚朴、枳实、延胡索、木通、木香各五钱，酒糊为丸，盐汤或酒下。橘核、木香能入厥阴气分而行气，桃仁、延胡索能入厥阴气分而活血，川楝、木通能导小肠、膀胱之湿，官桂能祛肝肾之寒，枳实、厚朴行结水而破宿血，昆布、藻、带寒行水而咸软坚。）

祛暑之剂

五首　附方十一

三物香薷饮散暑和脾

　　三物香薷（饮，《局方》）豆朴先，（香薷辛温香散，能入脾肺，发越阳气以散蒸热。厚朴除湿散满，扁豆清暑和脾。）若云热盛加黄连。（名黄连香薷饮，《活人》治中暑热盛，口渴心烦。）或加苓草（茯苓、甘草）名五物（香薷饮），利湿去暑木瓜宣。（加木瓜名六味香薷饮，木瓜、茯苓治湿盛。）再加参芪与陈术，兼治中伤十味全。（六味加参、芪、陈皮、白术，名十味香薷饮。）二香（散）合入香苏饮，（五物香薷饮合香苏饮。香附、紫苏、陈皮、苍术，名二香散，治外感内伤，身寒腹胀。）仍有藿薷（汤）香葛（汤）传。（三物香薷饮合藿香正气散，名藿薷汤，治伏暑吐泻；三物香薷饮加葛根，名香葛汤，治暑月伤风。）

汤头歌诀

清暑益气汤 补肺生津，清热燥湿

清暑益气（汤，东垣）参草芪，当归麦味青陈皮。曲柏葛根苍白术，升麻泽泻枣姜随。〔人参、黄芪、甘草（炙）、当归（酒洗）、麦冬、五味、青皮（麸炒）、陈皮（留白）、神曲（炒）、黄柏（酒炒）、葛根、苍术、白术（土炒）、升麻、泽泻，加姜、枣煎。热伤气，参、芪补气敛汗；湿伤脾，二术燥湿强脾。火旺则金病而水衰，故用麦、味保肺生津，黄柏泻火滋水，青皮理气而破滞，当归养血而和阴，曲、草和中而消食，升、葛以升清，泽泻以降浊也。〕

缩脾饮 温脾清暑

缩脾饮用清暑气，砂仁草果乌梅暨。甘草葛根扁豆加，吐泻烦渴温脾胃。〔砂仁、草果（煨）、乌梅、甘草（炙）各四两，扁豆（炒研）、葛根各二两。暑必兼湿，而湿属脾土，故用砂仁、草果利气温脾，扁豆解暑渗湿，葛根升阳生津，甘草补土和中，乌梅清热止渴。〕古人治暑多用温，（如香薷饮、大顺散之类。）

暑为阴证此所谓。（洁古曰：中热为阳证，为有余；中暑为阴证，为不足。经曰：脉虚身热，得之伤暑。）大顺（散）杏仁姜桂甘，散寒燥湿斯为贵。（先将甘草白沙炒，次入干姜、杏仁炒，合肉桂为末，每服一钱。吴鹤皋曰：此非治暑，乃治暑月饮冷受伤之脾胃耳。）

生脉散 保肺复脉

生脉（散）麦味与人参，保肺清心治暑淫。气少汗多兼口渴，病危脉绝急煎斟。（人参五分，麦冬八分，五味子九粒。人参大补肺气，麦冬甘寒润肺，五味酸收敛肺，并能泻火生津。盖心主脉，肺朝百脉，补肺清心，则气充而脉复。将死脉绝者服之，能令复生。夏月火旺烁金，尤宜服之。）

六一散 清暑利湿

六一（散）滑石同甘草，解肌行水兼清燥。统治表里及三焦，热渴暑烦泻痢保。（滑石六两，甘草一两，灯心汤下，亦有用姜汤下者。 滑石气轻解肌，质重泻火，滑能入窍，淡能行水，故能通治上下表里之湿热，甘草泻火和中，又以缓滑石之寒滑。）益元（散）碧玉（散）与鸡苏（散），砂黛薄荷加之好。 （前方加辰砂，名益元散，取其清心；加青黛，名碧玉散，取其凉肝；加薄荷，名鸡苏散，取其散肺也。）

利湿之剂

十三首　附方八

五苓散 行水总剂

五苓散（仲景）治太阳府，（太阳经热传入膀胱府者用之。）白术泽泻猪茯苓。膀胱气化添官桂，利便消暑烦渴清。〔猪苓、茯苓、白术（炒）各十八铢，泽泻一两六铢，桂枝半两，每服三钱。二苓甘淡利水，泽泻甘咸泻水，能入肺肾而通膀胱，导水以泻火邪。加白术者，补土以制水；加官桂者，气化乃能出也。经曰：膀胱者，州都之官，津液藏焉，气化则能出矣。〕除桂名为四苓散，无寒但渴服之灵。（湿胜则气不得施化，故渴，利其湿则渴自止。）猪苓汤（仲景）除桂与术，加入阿胶滑石停。（猪苓、茯苓、泽泻、阿胶、滑石各一两。滑石泻火解肌，最能行水。吴鹤皋曰：以诸药过燥，故加阿胶以存津液。）此为和湿兼泻热，黄疸（小）便闭渴呕宁。（五苓治湿胜，猪苓兼热胜。）

小半夏加茯苓汤 行水消痞

　　小半夏加茯苓汤，（仲景。）行水消痞有生姜。（半夏一升，茯苓三两，生姜半斤。除茯苓，名小半夏汤。）加桂除夏治悸厥，茯苓甘草汤名彰。（加桂枝、甘草，除半夏，名茯苓甘草汤，仲景治伤寒水气乘心，厥而心下悸者，先治其水，却治其厥。火因水而下行，则眩悸止而痞满治矣。）

肾着汤 湿伤腰肾

　　肾着汤（《金匮》）内用干姜，茯苓甘草白术襄。伤湿身痛与腰冷，亦名干姜苓术汤。〔干姜（炮）、茯苓各四两，甘草（炙）、白术（炒）各二两。此数药行水补土，此湿邪在经而未入腑脏者。〕黄芪防己（汤，《金匮》）除姜茯，术甘姜枣共煎尝。此治风水与诸湿，身重汗出服之良。〔黄芪、防己各一两，白术七钱半，甘草（炙）五钱，加姜、枣煎。防己大辛苦寒，通行十二经，开窍行水；黄芪生用达表，白术燥湿强脾，并能止汗。加甘草者，益土所以制水，又缓防己之峻急性也。〕

舟车丸 燥实阳水

舟车（丸，河间）牵牛及大黄，遂戟芫花又木香。青皮橘皮加轻粉，燥实阳水却相当。〔口渴面赤气粗，便秘而肿胀者，为阳水。黑牵牛四两（炒），大黄二两（酒浸），甘遂（面裹煨）、芫花（醋炒）、大戟（面裹煨）、青皮（炒）、橘红各一两，木香五钱，轻粉一钱，水丸。牵牛、大黄、遂、戟、芫花行水厉药，木香、青、陈以行气，少加轻粉以透经络，然非实证不可轻投。〕

疏凿饮 阳水

疏凿（饮子）槟榔及商陆，苓皮大腹同椒目。赤豆芁羌泻木通，煎益姜皮阳水服。（槟榔、商陆、茯苓皮、大腹皮、椒目、赤小豆、秦芁、羌活、泽泻、木通等份，加姜皮、枣煎。芁、羌散湿上升，通、泻泄湿下降，苓、腹、姜皮行水于皮肤，椒、豆、商、槟攻水于腹里，亦上下表里分消之意。）

汤头歌诀

实脾饮 虚寒阴水

实脾（饮，严氏）苓术与木瓜，甘草木香大腹加。草蔻附姜兼厚朴，虚寒阴水效堪夸。〔便利不渴而肿胀者，为阴水。茯苓、白术（土炒）、木瓜、甘草、木香、大腹皮、草豆蔻（煨）、附子（炮）、黑姜、厚朴（炒），加姜、枣煎。脾虚，补以苓、术、甘草；脾寒，温以蔻、附、黑姜；脾湿，利以茯苓、大腹皮；脾滞，导以厚朴、木香。又土之不足，由于木之有余，木瓜、木香皆能平肝泻木，使木不克土而脾和，则土能制水而脾实矣。经曰：湿胜则地泥，实土正所以制水也。〕

五皮饮 脾虚肤肿

五皮饮（《澹寮》）用五般皮，陈茯姜桑大腹奇。（陈皮、茯苓皮、姜皮、桑白皮、大腹皮。）或用五加（皮）易桑白，脾虚肤胀此方司。（脾不能为胃行其津液，故水肿。半身以上，宜汗；半身以下，宜利小便。此方于泻水之中，仍寓调补之意。皆用皮者，水溢皮肤，以皮行皮也。）

羌活胜湿汤 湿气在表

羌活胜湿（汤，《局方》）羌独芎，甘蔓藁本与防风。湿气在表头腰重，（痛。）发汗升阳有异功。风能胜湿升能降，（气升则水自降。）不与行水渗湿同。〔湿气在表宜汗。又风能胜湿，故用风药上升，使湿从汗散。羌活、独活各一钱，川芎、甘草（炙）、藁本、防风各五分，蔓荆子三分。如有寒湿，加附子、防己。〕若除独活芎蔓草，除湿（汤）升麻苍术充。（除独活、川芎、蔓荆、甘草，加升麻、苍术，名羌活除湿汤，治风湿身痛。）

大橘皮汤 水肿泄泻

大橘皮汤治湿热，五苓六一二方缀。陈皮木香槟榔增，能消水肿及泄泻。（用五苓散，赤茯苓一钱，猪苓、泽泻、白术、桂各五分；用六一散，滑石六钱，甘草一钱，加陈皮钱半，木香、槟榔各三分，每服五钱，加姜煎。小肠之水并入大肠，致小肠不利而大便泄泻。二散皆行水泻热之药，加槟榔峻下，陈皮、木香理气，以利小便而实大便也。水肿亦湿热为病，故皆治之。）

茵陈蒿汤 黄疸

茵陈蒿汤（仲景）治黄疸，阴阳寒热细推详。阳黄大黄栀子入，〔瘀热在里，口渴便秘，身如橘色，脉沉实者，为阳黄。茵陈六两，大黄二两（酒浸），栀子十四枚。茵陈发汗利水，能泄太阴阳明之湿热，栀子导湿热出小便，大黄导湿出大便。〕阴黄附子与干姜，（以茵陈为主，如寒湿阴黄，色暗便溏者，除栀子、大黄，加干姜、附子以燥湿散寒。）亦有不用茵陈者，仲景柏皮栀子汤。（黄柏二两，栀子五十枚，甘草一两。）

按：阳黄，胃有瘀热者，宜下之。如发热者，则势外出而不内入，不必汗下，惟用栀子、黄柏，清热利湿以和解之。若小便利，色白无热者，仲景作虚劳治，用小建中汤。

八正散 淋痛尿血

八正（散，《局方》）木通与车前，萹蓄大黄滑石研。（甘）草梢瞿麦兼栀子，煎加灯草痛淋蠲。（一方有木香，治湿热下注，口渴咽干，淋痛尿血，小腹急满。 木通、灯草、瞿麦降心火入小肠，车前清肝火入膀胱，栀子泻三焦郁火，大黄、滑石泻火利水之捷药，萹蓄利便通淋，草梢入茎止痛。 虽治下焦，而不专于治下，必三焦通利，水乃下行也。）

萆薢分清饮 膏淋白浊

草薢分清（饮）石菖蒲，（甘）草梢乌药益智俱。（甘草梢减半，余药等份。）或益茯苓盐煎服，（加盐少许。）通心固肾浊精驱。 （遗精、白浊。 草薢能泄厥阴、阳明湿热，去浊分清，乌药疏逆气而止便数，益智固脾胃而开郁结，石菖蒲开九窍而通心，甘草梢达肾茎而止痛，使湿热去而心肾通，则气化行而淋浊止矣。 以此疏泄为禁止者也。）缩泉（丸）益智同乌药，（等份。）山药（为）糊丸便数需。 （盐汤下，治便数遗尿。）

当归拈痛汤 湿气疮疡

当归拈痛（汤，东垣）羌防升，猪泽茵陈芩葛朋。二术苦参知母草，疮疡湿热服皆应。〔当归（酒洗）、羌活、防风、升麻、猪苓、泽泻、茵陈、黄芩（酒炒）、葛根、苍术、白术（土炒）、苦参、知母（并酒炒）、甘草（炙）。 羌活通关节，防风散留湿，苦参、黄芩、茵陈、知母以泄湿热，当归以和气血，升、葛助阳而升清，芩、泻泄湿降浊，参、甘、二术补正固中，使苦寒不伤胃，疏泄不损气也。 刘宗厚曰：此方东垣本治湿热脚气，后人用治诸疮，甚验。〕

润燥之剂

十三首　附方二

炙甘草汤 虚劳肺痿

炙甘草汤（仲景）参姜桂，麦冬生地大麻仁。大枣阿胶加酒服，虚劳肺痿效如神。〔甘草（炙）、人参、生姜、桂枝各三两，阿胶（蛤粉炒）二两，生地一斤，麦冬、麻仁（研）各半斤，枣十二枚，水、酒各半煎。仲景治伤寒脉结代，心动悸及肺痿唾多。《千金翼》用治虚劳，《宝鉴》用治呃逆，《外台》用治肺痿。参、草、麦冬益气复脉，阿胶、生地补血养阴，枣、麻润滑以缓脾胃，姜、桂辛温以散余邪。〕

滋燥养荣汤 血虚风燥

滋燥养荣（汤）两地黄，芩甘归芍及芃防。（芃、防风药润剂。）爪枯肤燥兼风秘，火灼金伤血液

亡。〔当归（酒洗）二钱，生地、熟地、白芍（炒）、黄芩（酒炒）、秦艽各一钱，防风、甘草各五分。〕

活血润燥生津饮内燥血枯

活血润燥生津液，（丹溪。）二冬熟地兼瓜蒌。桃仁红花及归芍，利便通幽善泽枯。〔熟地、当归、白芍各一钱，天冬、麦冬、瓜蒌各八分，桃仁（研）、红花各五分。〕

润肠丸风秘血秘

润肠丸（东垣）用归尾羌，桃仁麻仁及大黄。（归尾、羌活、大黄各五钱，桃仁、火麻仁各一两，蜜丸。归尾、桃仁润燥活血，羌活散火搜风，大黄破结通幽，麻仁滑肠利窍。）或加艽防皂角子，〔风湿加秦艽、防风、皂角子（烧存性研）。皂角子得湿则滑，善通便秘，艽、防治风。〕风秘血秘善通肠。（治风燥、血燥致大便秘。）

韭汁牛乳饮 反胃噎膈

韭汁牛乳（饮，丹溪）反胃滋，养荣散瘀润肠奇。 五汁安中（饮，张任候）姜梨藕，三般加入用随宜。 （牛乳半斤，韭叶汁少许，滚汤顿服，名韭汁牛乳饮。 牛乳六分，韭汁、姜汁、藕汁、梨汁各一分，和服，名五汁安中饮，并治噎膈反胃。 噎膈，由火盛血枯，或有瘀血寒痰，阻滞胃口，故食入反出也。 牛乳润燥养血为君，韭汁、藕汁消瘀益胃，姜汁温胃散痰，梨汁消痰降火，审证用之，加陈酒亦佳，以酒乃米汁也。）

通幽汤 噎塞便秘

通幽汤（东垣）中二地俱，桃仁红花归草濡。 升麻升清以降浊，〔清阳不升，则浊阴不降，故大便不通。 生地、熟地各五分，桃仁（研）、红花、当归身、甘草（炙）、升麻各一钱。〕噎塞便秘此方需。 有加麻仁大黄者，当归润肠汤名殊。 （上药皆润燥通肠。）

汤头歌诀

搜风顺气丸 风秘肠风

搜风顺气（丸）大黄蒸，郁李麻仁山药增。 防风车前及槟枳，菟丝牛膝山萸仍。 中风风秘及气秘，肠风下血总堪凭。〔大黄（九蒸九晒）五两，火麻仁、郁李仁（去皮）、山药（酒蒸）、车前子、牛膝（酒蒸）、山萸肉各三两，菟丝子（酒浸）、防风、槟榔、枳壳（麸炒）各一两，蜜丸。 防风润肾搜风，槟榔顺气破滞，大黄经蒸晒则性稍和缓，同二仁滑利，润燥通幽。 牛膝、车前下行利水，加山药、山萸肉、菟丝子固本益阳，不使过于攻散也。〕

消渴方 胃热消渴

消渴方（丹溪）中花粉连，藕汁生地（汁）牛乳研。 （粉、连研末，诸汁调服。）或加姜（汁）蜜为膏服，泻火生津益血痊。 （黄连泻心火，生地滋肾水，藕汁益胃，花粉生津，牛乳润燥益血。）

白茯苓丸 肾消

白茯苓丸治肾消，花粉黄连萆薢调。 二参熟地覆盆子，石斛蛇床脆脏要。〔音皮鸥，即鸡肫皮也。 茯苓、花粉、黄连、萆薢、人参、元参、熟地黄、覆盆子各一两，石斛、蛇床子各七钱半，鸡肫皮三十具（微炒），蜜丸，磁石汤下。 黄连降心火，石斛平胃热，熟地、元参生肾水，覆盆、蛇床固肾精，人参补气，花粉生津，茯苓交心肾，萆薢利湿热，顿服治肾消，磁石色黑属水，假之入肾也。〕

猪肾荠苨汤 解毒治肾消

猪肾荠苨（汤，《千金》）参茯神，知芩葛草石膏因。 磁石天花同黑豆，强中消渴此方珍。〔下消之证，茎长兴盛，不交精出，名强中。 缘服邪术热药而毒盛也。 猪肾一具，大豆一升，荠苨、人参、石膏各三两，磁石（绵裹）、茯神、知母、黄芩、葛根、甘草、花粉各二两，先煮豆、肾去渣，以药分三服。 知、芩、石膏以泻邪火，人参、甘草以固正气，葛根、花粉以生

津, 荠苨、黑豆最能解毒, 磁石、猪肾引之入肾也。〕

地黄饮子 消渴烦躁

地黄饮子（《易简》）参芪草，二地二冬枇斛参。泽泻枳实疏二府，躁烦消渴血枯含。〔人参、黄芪、甘草（炙）、天冬、麦冬、生地、枇杷叶（蜜炙）、石斛、泽泻、枳实（麸炒），每服二钱。参、芪、甘草以补其气，气能生水，二地、二冬以润其燥，润能益血，石斛平胃，枇杷降气，泽泻泻膀胱之火，枳实泻大肠之滞，使二府清，则心、肺二藏之气得以下降，而渴自止。〕

酥蜜膏酒 气令声嘶

酥蜜膏酒（《千金》）用饴糖，二汁百部及生姜。杏枣补脾兼润肺，声嘶气惫酒温尝。〔酥蜜、饴糖、枣肉、杏仁（细研）、百部汁、生姜汁，共煎一炊，久如膏，酒温细细咽下，服之自效也。〕

清燥汤燥金受湿热之邪

清燥（汤，东垣）二术与黄芪，参苓连柏草陈皮。猪泽升柴五味曲，麦冬归地痿方推。〔治肺金受湿热之邪，痿躄喘促，口干便赤，黄芪钱半，苍术（炒）一钱，白术（炒）、陈皮、泽泻各五分，人参、茯苓、升麻各三分，当归（酒洗）、生地、麦冬、甘草（炙）、神曲（炒）、黄柏（酒炒）、猪苓各二分，柴胡、黄连（炒）各一分，五味九粒，煎。肺属辛金，主气；大肠为庚金，主津。燥金受湿热之邪，则寒水生化源绝，而痿躄喘渴诸证作矣。参、芪、苓、术、陈、草补土以生金，麦、味保金而生水，连、柏、归、地泻火滋阴，猪、泽、升、柴升清降浊，则燥金肃清，水出高原，而诸病平矣。此方不尽润药，因有清燥二字，故附记于此。然东垣所云清燥者，盖指肺与大肠为燥金也。〕

泻火之剂

二十七首　附方九

黄连解毒汤 三焦实热

黄连解毒汤四味，（毒，即火热也。）黄柏黄芩栀子备。（等份。）躁狂大热呕不眠，吐（血）衄（鼻血，音：女六切）斑黄均可使。若云三黄石膏汤，再加麻黄及淡豉。（见《表里门》。）此为伤寒温毒盛，三焦表里相兼治。栀子金花（丸）加大黄，（黄芩、黄柏、黄连、栀子、大黄，水丸。）润肠泻热真堪倚。

附子泻心汤 伤寒痞满

附子泻心（汤，仲景）用三黄，寒加热药以维阳。〔芩、连各一两，大黄二两，附子一枚（炮）。恐三黄重损其阳，故加附子。〕痞乃热邪寒药治，（伤寒痞满，从外之内，满在胸而不在胃，多属热邪，故宜苦泻。若杂病之痞，从内之外，又宜辛散。）恶寒加附始相当。（经曰：心下痞，按之软，关脉浮者，大黄黄连泻心汤。心下痞而复恶寒，汗出者，附子泻心肠。）大黄附子汤同意，温药下之妙异常。〔大黄、细辛各二两，附子一枚（炮）。《金匮》曰：阳中有阴，宜以温药下其寒，后人罕识其旨。〕

半夏泻心汤 误下虚痞

半夏泻心（汤，仲景）黄连芩，干姜甘草与人参。大枣和之治虚痞，法在降阳而和阴。〔半夏半斤，黄连一两，干姜、黄芩、甘草（炙）、人参各三两，大枣十二枚。治伤寒下之早，胸满而不痛者，为痞；身寒而呕，饮食不下，非柴胡证。凡用泻心者，多属误下，非传经热邪，否而不泰为痞。泻心者，必以苦，故用芩、连；散痞者，必以辛，故用姜、夏；欲交阴阳通上下者，以和其中，故用参、甘、大枣。〕

白虎汤 肺胃实热

白虎汤（仲景）用石膏煨，知母甘草粳米陪。（石膏一斤，知母六两，甘草二两，粳米六合。）亦有加入人参者，（名人参白虎汤。）躁烦热渴舌生苔。（白虎，西方金神。此方清肺金而泻火，故名。然必实热方可用之，或有血虚身热，脾虚发热及阴盛格阳，类白虎汤证，投之，不可救也。）

按：白虎证脉洪大有力，类白虎证脉大而虚，以此为辨。又当观小便，赤者为内热，白者为内寒也。

竹叶石膏汤 脾胃虚热

竹叶石膏汤（仲景）人参，麦冬半夏与同林。甘草生姜兼粳米，暑烦热渴脉虚寻。〔竹叶二把，石膏一斤，人参三两，甘草（炙）三两，麦冬一升，半夏、粳米各半斤，加姜煎。治伤寒解后，呕渴少气。竹叶、石膏之辛寒，以散余热；参、甘、粳、麦之甘平，以补虚生津；姜、夏之辛温，以豁痰止呕。〕

升阳散火汤 火郁

升阳散火（汤，东垣）葛升柴，羌独防风参芍侪。

生炙二草加姜枣，阳经火郁发之佳。（柴胡八钱，葛
根、升麻、羌活、独活、人参、白芍各五钱，防风二钱
半，炙甘草三钱，生甘草二钱，每服五钱，加姜、枣
煎。 火发多在肝、胆之经，以木盛能生火，而二经俱挟
相火，故以柴胡散肝为君，羌、防以发太阳之火，升、
葛以发阳明之火，独活以发少阴之火。 加参、甘者，补
土以泻火；加白芍者，泻肝而益脾，且令散中有补，发
中有收也。）

凉膈散膈上实热

凉膈（散，《局方》）硝黄栀子翘，黄芩甘草薄荷
饶。 竹叶蜜煎疗膈上，（叶生竹上，故治上焦。）中焦
燥实服之消。〔连翘四两，大黄（酒浸）、芒硝、甘草
各二两，栀子（炒黑）、黄芩（酒炒）、薄荷各一两，为
末，每服三钱，加竹叶、生蜜煎。 连翘、薄荷、竹叶以
升散于上，栀、芩、硝、黄以推泻于下，使上升下行，
而膈自清矣。 加甘草、生蜜者，病在膈，甘以缓之也。
潘思敬曰：仲景调胃承气汤，后人加味一变而为凉膈
散，再变而为防风通圣散。〕

清心莲子饮 心火淋渴

清心莲子（饮，《局方》）石莲参，地骨柴胡赤茯苓。芪草麦冬车前子，躁烦消渴及崩淋。〔石莲、人参、柴胡、赤茯苓、黄芪各三钱，黄芩（酒炒）、地骨皮、麦冬、车前子、甘草（炙）各二钱。参、芪、甘草补虚泻火，柴胡、地骨退热平肝，黄芩、麦冬清热上焦，赤茯、车前利湿下部，中以石莲交其心肾也。〕

甘露饮 胃中湿热

甘露（饮，《局方》）两地（生、熟）与茵陈，芩枳枇杷（黄芩、枳壳、枇杷叶）石斛伦。甘草二冬（天、麦）平胃热，（等份煎。二地、二冬、甘草、石斛平胃肾之虚热，清而兼补，黄芩、茵陈折热而去湿，枳壳、枇杷抑气而降火。）桂苓犀角可加均。（加茯苓、肉桂，名桂苓甘露饮。《本事》方加犀角通治胃中湿热，口疮吐衄。）

清胃散 胃火牙痛

清胃散（东垣）用升麻（黄）连，当归生地牡丹全。或益石膏平胃热，口疮吐衄（口血、鼻血）及牙宣。（齿龈出血。 黄连泻心火，亦泻脾火，丹皮、生地平血热，当归引血归经，石膏泻阳明之火，升麻升阳明之清。 昂按：古人治血，多用升麻。 然上升之药，终不可轻施。）

泻黄散 胃热口疮

泻黄（散）甘草与防风，石膏栀子藿香充。 炒香蜜酒调和服，胃热口疮并见功。 （防风四两，甘草二两，黑栀子一两，藿香七钱，石膏五钱。 栀子、石膏泻肺胃之火，藿香辟恶调中，甘草补脾泄热。 重用防风者，能发脾中伏火，又能与土中泻木也。）

钱乙泻黄散 脾胃火郁

钱乙泻黄（散）升防芷，芩夏石斛同甘枳。 亦治胃热及口疮，火郁发之斯为美。 （升麻、防风、白芷

各钱半，黄芩、枳壳、石斛各一钱，甘草七分。 升、
防、白芷以散胃火，芩、夏、枳壳以清热开郁，石斛、
甘草以平胃调中。）

泻白散 肺火

泻白（散，钱乙）桑皮地骨皮，甘草粳米四般宜。
（桑白皮、地骨皮各一钱，甘草五分，粳米百粒。 桑
皮泻肺火，地骨透虚热，甘草补土生金，粳米和中清
肺。 李时珍曰：此泻肺诸方之准绳也。）参茯知芩皆
可入，（人参、茯苓、知母、黄芩，听证加减，名加减
泻白散。）肺炎喘嗽此方施。

泻青丸 肝火

泻青丸（钱乙）用龙胆栀，下行泻火大黄资。 羌
防升上芎归润，火郁肝经用此宜。 〔龙胆草、黑栀
子、大黄（酒蒸）、羌活、防风、川芎、当归（酒
洗），等份，蜜丸，竹叶汤下。 羌、防引火上升，栀、
胆、大黄抑火下降，芎、归养肝血而润肝燥。〕

龙胆泻肝汤 肝经湿热

龙胆泻肝（汤，《局方》）栀芩柴，生地车前泽泻偕。木通甘草当归合，肝经湿热力能排。〔胆草（酒炒）、栀子（酒炒）、黄芩（酒炒）、生地（酒炒）、柴胡、车前子、泽泻、木通、当归、甘草（生用）。龙胆、柴胡泻肝胆之火，黄芩、栀子泄肺与三焦之热，以佐之，泽泻泻肾经之湿，木通、车前泻小肠、膀胱之湿，以佐之，归、地养血补肝，甘草缓中益胃，不令苦寒过于泄下也。〕

当归龙荟丸 肝火

当归龙荟（丸，《宣明》）用四黄，龙胆芦荟木麝香。黑栀青黛姜汤下，一切肝火尽能攘。〔当归（酒洗）、胆草（酒洗）、栀子（炒黑）、黄连（酒炒）、黄柏（酒炒）、黄芩（酒炒）各一两，大黄（酒浸）、青黛（水飞）、芦荟各五钱，木香二钱，麝香五分，蜜丸，姜汤下。肝木为生火之原，诸经之火因之而起，故以青黛、龙胆入本经而直折之，而以大黄、芩、连、栀、柏通平上下三焦之火也。芦荟大苦、大寒，气燥入肝。恐诸药过于

寒泻，故用当归养血补肝，用姜汤辛温为引。 加木、麝者，取其行气通窍也。 然非实热，不可轻投。〕

左金丸 肝火

左金（丸，丹溪）茱连六一丸，肝经火郁吐吞酸。〔黄连六两（姜汁炒），吴茱萸一两（盐汤泡），亦名茱连丸。 肝实则作痛，或呕酸。 心为肝子，故用黄连泻心清火，使火不克金，则金能制木而肝平矣。 吴茱萸能入厥阴行气解郁，又能引热下行，故以为反佐。 寒者正治，热者反治，使之相济以立功也。 左金者，使肺右之金得行于左而平肝也。〕再加芍药名戊己，（丸。）热泻热痢服之安。 （戊为胃土，己为脾土，加芍药伐肝安脾，使木不克土。）连附六一（汤）治胃痛，寒因热用理一般。 （黄连六两，附子一两。 亦反佐也。）

导赤散 淋小肠火

导赤（散，钱乙）生地与木通，（甘）草梢竹叶四般攻。 口糜淋痛小肠火，引热同归小便中。 （等份

煎。 生地凉心血，竹叶清心气，木通泻心火入小肠，草
梢达肾茎而止痛。）

清骨散 骨蒸劳热

清骨散用银柴胡，胡连秦艽鳖甲符。 地骨青蒿知母
草，骨蒸劳热保无虞。〔银柴胡钱半、胡黄连、秦艽、鳖
甲（童便炙）、地骨皮、青蒿、知母各一钱，甘草（炙）
五分。 地骨、胡连、知母以平内热，柴胡、青蒿、秦艽以
散表邪，鳖甲引诸药入骨而补阴，甘草和诸药而泻火。〕

普济消毒饮 大头天行

普济消毒（饮，东垣）芩连鼠，玄参甘桔蓝根侣。
升柴马勃连翘陈，僵蚕薄荷为末咀。〔黄芩（酒炒）、
黄连（酒炒）各五钱，玄参、甘草（生用）、桔梗、柴
胡、陈皮（去白）各二钱，鼠黏子、板蓝根、马勃、连
翘、薄荷各一钱，僵蚕、升麻各七分，末服，或蜜丸噙
化。〕或加人参及大黄，（虚者加人参，便秘加大
黄。）大头天行力能御。 （大头天行，亲戚不相访问，

染者多不救。原文曰：芩、连泻心肺之火为君，玄参、陈皮、甘草泻火补肺为臣，连翘、薄荷、鼠黏、蓝根、僵蚕、马勃散肿消毒定喘为佐，升麻、柴胡散阳明、少阳二经之阳，桔梗为舟楫，不令下行为载。李东垣曰：此邪热客心肺之间，上攻头面为肿，以承气泻之，是为诛伐无过，遂处此方，全活甚众。）

清震汤 雷头风

清震汤（河间）治雷头风，升麻苍术两般充。（二味，《局方》名升麻汤。）荷叶一枝升胃气，邪从上散不传中。（头面肿痛疙瘩，名雷头风，一云头如雷鸣。东垣曰：邪在三阳，不可过用寒药重剂诛伐无过处，清震汤升阳解毒，盖取震为雷之义。）

桔梗汤 肺痈咳吐脓血

桔梗汤（《济生》）中用防己，桑皮贝母瓜蒌子。甘枳当归薏杏仁，黄芪百合姜煎此。（桔梗、防己、瓜蒌、贝母、当归、枳壳、薏仁、桑白皮各五分，黄芪七分，杏仁、百合、甘草各三分，姜煎。）肺痛吐脓或咽干，便秘大黄可加使。（一方有人参，无枳壳。黄芪补肺气，杏仁、薏仁、桑皮、百合补肺清火，瓜蒌、贝母润肺除痰，甘、桔开提气血，利膈散寒，防己散肿除风，泻湿清热，当归以和其血，枳壳以利其气。）

清咽太平丸 肺火咯血

清咽太平（丸）薄荷芎，柿霜甘桔及防风。犀角蜜丸治膈热，早间咯血颊常红。（两颊，肺肝之部。早间，寅卯木旺之时，木盛生火，来克肺金。薄荷十两，川芎、柿霜、甘草、防风、犀角各二两，桔梗三两，蜜丸。川芎，血中气药，散瘀升清；防风，血药之使，搜肝泻肺；薄荷理血散热，清咽除蒸；犀角凉心清肝，柿霜生津润肺，甘草缓炎上之火势，桔梗载诸药而上浮。）

消斑青黛饮 胃热发斑

消斑青黛（饮，陶节庵）栀连犀，知母玄参生地齐。石膏柴胡人参（甘）草，便实参去大黄跻。（去人参，加入大黄。）姜枣煎加一匙醋，阳邪里实此方稽。（发斑虽由胃热，亦诸经之火有以助之。青黛、黄连清肝火，栀子清心肺之火，玄参、知母、生地清肾火，犀角、石膏清胃火。引以柴胡，使达肌表，使以姜、枣，以和营卫。热毒入里，亦由胃虚，故以人参、甘草益胃。加醋者，酸以收之也。）

辛夷散 热湿鼻息

辛夷散（严氏）里藁（本）防风，白芷升麻与木通。芎细（川芎、细辛）甘草茶调服，鼻生息肉此方攻。（肺经湿热，上蒸于脑，入鼻而生息肉，犹湿地得热而生芝菌也。诸药等份，末服三钱。辛夷、升麻、白芷能引胃中清阳上行头脑，防风、藁本能入巅顶燥热祛风，细辛散热通窍。川芎散郁疏肝，木通、茶清泻火下行，甘草甘平，缓其辛散也。）

苍耳散 风热鼻渊

苍耳散（陈无择）中用薄荷，辛夷白芷四般和。

葱茶调服疏肝肺，清升浊降鼻渊瘥。〔苍耳子（炒）二钱半，薄荷、辛夷各五钱，白芷一两，末服。凡头面之疾，皆由清阳不升，浊阴逆上所致。浊气上灼于脑，则鼻流浊涕为渊。数药升阳通窍，除湿散风，故治之也。〕

妙香散_{惊悸梦遗}

妙香（散，王荆公）山药与参芪，甘桔二茯远志随。少佐辰砂木香麝，惊悸郁结梦中遗。〔山药二两（乳汁炒），人参、黄芪（蜜炙）、茯苓、茯神、远志（炒）各一两，桔梗、甘草各三钱，辰砂二钱，木香二钱半，麝香一钱，为末，每服二钱，酒下。山药固精，参、芪补气，远志、二茯清心宁神，桔梗、木香疏肝清肺，辰、麝镇心，散郁辟邪，甘草补中，协和诸药，使精、气、神相依，邪火自退。不用固涩之药，为泄遗良剂，以其安神利气，故亦治惊悸郁结。〕

除痰之剂

十首　附方五

二陈汤—切痰饮

二陈汤（《局方》）用半夏陈，益以茯苓甘草臣。〔半夏（姜制）二钱，陈皮（去白）、茯苓各一钱，甘草五分，加姜煎。〕利气调中兼去湿，一切痰饮此为珍。（陈皮利气，甘草和中，苓、夏除湿，湿除气顺，痰饮自散。）导痰汤内加星枳，顽痰胶固力能驯。（加胆星以助半夏，加枳实以成冲墙倒壁之功。）若加竹茹与枳实，汤名温胆可宁神。（二陈汤加竹茹、枳实，名温胆汤，治胆虚不眠。）润下丸（丹溪）仅陈皮草，利气祛痰妙绝伦。〔陈皮（去白）八两，盐五钱（水浸洗），甘草二两，蜜炙，蒸饼糊丸，姜汤下。或将陈皮盐水煮晒，同甘草为末，名二贤散，不可多服，恐损元气。〕

涤痰汤 中风痰证

涤痰汤（严氏）用半夏星，甘草橘红参茯苓。竹茹菖蒲兼枳实，痰迷舌强服之醒。〔治中风痰迷心窍，舌强不能言。半夏（姜制）、胆星各二钱半，橘红、枳实、茯苓各三钱，人参、菖蒲各一钱，竹茹七分，甘草五分，加姜煎，此即导痰汤。加人参扶正，菖蒲开窍，竹茹清金。〕

青州白丸子 风痰惊悸

青州白丸星夏并，白附川乌俱用生。晒露糊丸姜薄引，风痰瘫痪小儿惊。〔半夏（水浸去衣）七两，南星、白附子各二两，川乌（去皮脐）五钱。四味俱生用，为末，袋盛，水摆出粉，再擂再摆，以尽为度，瓷盆盛贮，日晒夜露，春五夏三秋七冬十日，糯米糊丸，姜汤下，瘫痪，酒下，惊风，薄荷汤下。痰之主也，由于风寒湿。星、夏辛温，祛痰燥湿；乌、附辛热，散寒逐风。浸而曝之，杀其毒也。〕

清气化痰丸顺气行痰

清气化痰（丸）星夏橘，杏仁枳实瓜蒌实。芩苓姜汁为糊丸，气顺火消痰自失。〔半夏（姜制）、胆星各两半，橘红、枳实（麸炒）、杏仁（去皮尖）、瓜蒌仁（去油）、黄芩（酒炒）、茯苓各一两，姜制，糊丸，淡姜汤下。气能发火，火能生痰。陈、杏降逆气，枳实破滞气，芩、瓜平热气，星、夏燥湿气，茯苓行水气。水湿火热，皆生痰之本也，故化痰必以清气为先。〕

常山饮痰疟

常山饮（《局方》）中知贝取，乌梅草果槟榔聚。姜枣酒水煎露之，劫痰截疟功堪诩。〔常山（烧酒炒）二钱，知母、贝母、草果（煨）、槟榔各一钱，乌梅二个，一方加穿山甲、甘草。疟未发时，面东温服。知母治阳明独胜之热，草果治太阴独胜之寒，二经和则阴阳不致交争矣。常山吐痰行水，槟榔下气破积，贝母清火散痰，乌梅敛阴退热。须用在发散表邪及提出阳分之后为宜。〕

礞石滚痰丸_{顽痰怪病}

滚痰丸（王隐君）用青礞石，大黄黄芩沉木香。百病多因痰作祟，顽痰怪证力能匡。〔青礞石一两，用焰硝一两，同入瓦罐，盐泥固济，煅至石色如金为度，大黄（酒蒸）、黄芩（酒洗）各八两，沉香五钱，为末，水丸，姜汤下，量虚实服。礞石慓悍，能攻陈积伏匿之痰；大黄荡实热，以开下行之路；黄芩凉心肺，以平上僭之火；沉香能升降诸气，以导诸药，为使。然非实体不可轻投。〕

金沸草散_{咳嗽多痰}

金沸草散（《活人》）前胡辛，半夏荆甘赤茯因。煎加姜枣除痰嗽，肺感风寒头目颦。〔旋覆花、前胡、细辛各一钱，半夏五分，荆芥钱半，甘草（炙）三分，赤茯苓六分。风热上壅，故生痰作嗽。荆芥发汗散风，前胡、旋覆消痰降气，半夏燥痰散逆，甘草发散缓中，细辛温经，茯苓利湿，用赤者，入血分而泻丙丁也。〕局方（金沸草散）不用细辛茯，加入麻黄赤芍均。（治同。）

半夏天麻白术汤痰厥头痛

半夏天麻白术汤，（东垣。）参芪橘柏及干姜。苓泻麦芽苍术曲，太阴痰厥头痛良。〔半夏、麦芽各钱半，白术、神曲（炒）各一钱，人参、黄芪、陈皮、苍术、茯苓、泽泻、天麻各五分，干姜三分，黄柏（酒洗）二分。痰厥，非半夏不能除；风虚，非天麻不能定。二术燥湿益气，黄芪泻火补中，陈皮调气升阳，苓、泻泄热导水，曲、麦化滞助脾，干姜以涤中寒，黄柏以泻在泉少火也。〕

顺气消食化痰丸酒食生痰

顺气消食化痰丸，（瑞竹堂。）青皮星夏菔（子）苏攒。曲麦山楂葛杏附，蒸饼为糊姜汁抟。〔半夏（姜制）、胆星各一斤，陈皮（去白）、青皮、苏子、沉香（水炒）、莱菔子、生姜、麦芽（炒）、神曲（炒）、山楂（炒）、葛根、杏仁（去皮尖炒）、香附（醋炒）各一两，姜汁和，蒸饼为糊丸。痰由湿生，星、夏燥湿；痰因气升，苏子、杏仁降气；痰因气滞，

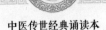

青、陈、香附导滞；痰生于酒食，曲、葛解酒，楂、麦消食。湿去食消，则痰不生，气顺则喘满自止矣。〕

截疟七宝饮 祛痰截疟

截疟七宝（饮，《易简》）常山果，槟榔朴草青陈伙。水酒合煎露一宵，阳经实疟服之妥。〔常山（酒炒）、草果（煨）、槟榔、厚朴、青皮、陈皮、甘草等份。水酒各半煎露之，发日早晨面东温服。常山吐痰，槟榔破积，陈皮利气，青皮伐肝，厚朴平胃，草果消膏粱之痰。加甘草入胃，佐常山引吐也。〕

收涩之剂

九首　附方一

金锁固精丸梦遗精滑

　　金锁固精（丸）芡莲须，龙骨蒺藜牡蛎需。莲粉
（为）糊丸盐酒下，涩精秘气滑遗无。〔芡实（蒸）、
莲须蕊、沙苑蒺藜各二两，龙骨（酥炙）、牡蛎（盐水
煮一日夜，煅粉）各一两，莲子粉为糊丸，盐汤或酒
下。芡实固精补脾，牡蛎涩精清热，莲子交通心肾，
蒺藜补肾益精，龙骨、莲须皆固精收脱之品。〕

茯菟丹遗精消渴

　　茯菟丹（《局方》）疗精滑脱，菟苓五味石莲末。
酒煮山药为糊丸，亦治强中及消渴。〔强中者，下消
之人，茎长兴盛，不交精出也。菟丝子十两（酒
浸），五味子八两，白茯苓、石莲各三两，山药六两，

酒煮为糊丸。漏精，盐汤下；赤浊，灯心汤下；白浊，茯苓汤下；消渴，米饮下。菟丝强阴益阳，五味涩精生水，石莲清心止浊，山药利湿固脾，茯苓甘淡渗湿，于补阴之中能泄肾邪也。〕

治浊固本丸<small>湿热精浊</small>

治浊固本（丸）莲蕊须，砂仁连柏二苓俱。益智半夏同甘草，清热利湿固兼驱。〔固本之中，兼利湿热。莲须、黄连（炒）各二两，砂仁、黄柏、益智仁、半夏（姜制）、茯苓各一两，猪苓二两，甘草（炙）三钱。精浊多由湿热与痰，连、柏清热，二苓利湿，半夏除痰。湿热多由郁滞，砂、智利气，兼能固肾强脾。甘草补土和中，莲须则涩以止脱也。〕

诃子散<small>寒泻脱肛</small>

诃子散（东垣）用治寒泻，炮姜粟壳橘红也。〔诃子（煨）七分，炮姜六分，罂粟壳（去蒂蜜炙）、橘红各五分，末服。粟壳固肾涩肠，诃子收脱住泻，炮姜逐冷补阳，陈皮升阳调气。〕河间（诃子散）木香诃草连，仍用术芍煎汤下。〔诃子一两半（生煨），木香五钱，黄连三钱，甘草二钱，为末煎，白术、白芍汤调服。久泻，以此止之，不止者，加入厚朴二钱。〕二方药异治略同，亦主脱肛便血者。

桑螵蛸散 便数健忘

桑螵蛸散（寇宗奭）治便数，参苓龙骨同龟壳。菖蒲远志及当归，补肾宁心健忘觉。〔桑螵蛸（盐水炒），人参、茯苓（一用茯神）、龙骨（煅）、龟板（酥炙）、菖蒲（盐炒）、远志、当归等份，为末，临卧服二钱，人参汤下。治小便数而欠，补心虚，安神。虚则便数，故以人参、螵蛸补之；热则便欠，故以龟板滋之，当归润之。菖蒲、茯苓、远志并能清心热而通心肾，使心藏清则小肠之府宁也。〕

真人养脏汤 虚寒脱肛久痢

真人养脏（汤，罗谦甫）诃粟壳，肉蔻当归桂木香。术芍参甘为涩剂，脱肛久痢早煎尝。〔诃子（面裹煨）一两二钱，罂粟壳（去蒂蜜炙）三两六钱，肉豆蔻（面裹煨）五钱，当归、白术（炒）、白芍（酒浸）、人参各六钱，木香二两四钱，桂枝八钱，生甘草一两八钱，每服四钱。脏寒甚加附子，一方无当归，一方有干姜。脱肛由于虚寒，参、术、甘草以补其虚，官桂、豆蔻以温其寒。木香调气，当归和血，芍药酸以收敛，诃子、粟壳涩以止脱。〕

当归六黄汤 自汗盗汗

当归六黄（汤）治汗出，（醒而汗出曰自汗，寐而汗出曰盗汗。）芪柏芩连生熟地。（当归、黄柏、黄连、黄芩、二地等份，黄芪加倍。）泻火固表复滋阴，（汗由阴虚，归、地以滋其阴；汗由火扰，黄芩、柏、连以泻其火；汗由表虚，倍用黄芪，以固其表。）加麻黄根功更异。（李时珍曰：麻黄根走表，能引诸药至卫分而固腠理。）或云此药太苦寒，胃弱气虚在所忌。

柏子仁丸 阴虚盗汗

柏子仁丸人参术，麦麸牡蛎麻黄根。再加半夏五味子，阴虚盗汗枣丸吞。〔柏子仁（炒研去油）二两，人参、白术、牡蛎（煅）、麻黄根、半夏、五味子各一两，麦麸五钱，枣肉丸，米饮下。心血虚则卧而汗即出，柏仁养心宁神，牡蛎、麦麸凉心收脱，五味敛汗，半夏燥湿，麻黄根专走肌表，引参、术以固卫气。〕

牡蛎散 阳虚自汗

阳虚自汗牡蛎散，黄芪浮麦麻黄根。〔牡蛎（煅研）、黄芪、麻黄根各一钱，浮小麦百粒，煎。牡蛎、浮麦凉心止汗，黄芪、麻黄根走肌表而固卫。〕扑法芎藁糯米粉，（扑汗法：白术、藁本、川芎各二钱半，糯米粉两半，为末，袋盛，周身扑之。）或将龙骨牡蛎扪。（龙骨、牡蛎为末，合糯米粉等份，亦可扑汗。）

杀虫之剂

二首

乌梅丸_{蛔厥}

乌梅丸（仲景）用细辛桂，人参附子椒姜继。黄连黄柏及当归，温脏安蛔寒厥剂。〔乌梅三百个（醋浸蒸），细辛、桂枝、附子（炮）、人参、黄柏各六两，黄连一斤，干姜十两，川椒（去核）、当归各四两，治伤寒厥阴证，寒厥吐蛔。虫得酸则伏，故用乌梅；得苦则安，故用连、柏；蛔因寒而动，故用附子、椒、姜；当归补肝，人参补脾，细辛发肾邪，桂枝散表风。程效倩曰：名曰安蛔，实是安胃。故仲景云：并主下痢。〕

化虫丸_{肠胃诸虫}

化虫（丸）鹤虱及使君，槟榔芜荑苦楝群，白矾胡粉糊丸服，肠胃诸虫永绝氛。〔槟榔、鹤虱、苦楝根

（东引者）、胡粉（炒）各一两，使君子、芜荑各五钱，枯矾一钱半，面糊丸，亦可末服。数药皆杀虫之品，单服尚可治之，荟萃为丸，而虫焉有不死者乎！〕

痈疡之剂

六首　附方二

真人活命散—切痈疽

真人活命（散）金银花，（金银花一名忍冬。）
防芷归陈草节加。 贝母天花兼乳没，穿山（甲）角
刺酒煎嘉。〔金银花二钱，当归（酒洗）、陈皮
（去白）各钱半，防风七分，白芷、甘草节、贝母、
天花粉、乳香各一钱，没药五分，二味另研。 候药
熟，下皂角刺五分，穿山甲三大片，锉蛤粉炒，去
粉，用好酒煎服，恣饮尽醉。 忍冬、甘草散热解
毒，痈疡圣药，花粉、贝母清痰降火，防风、白芷燥
湿排脓，当归和血，陈皮行气，乳香托里护心，没药
散瘀消肿，山甲、角刺透经络而溃坚，加酒以行药
势也。〕一切痈疽能溃散，（已成者溃，未成者
散。）溃后忌服用毋差。 大黄便实可加使，铁器酸
物勿沾牙。

金银花酒<small>痈疽初起</small>

金银药酒加甘草，奇疡恶毒皆能保。〔金银花五两（生者更佳），甘草一两，酒水煎一日一夜，服尽。〕护膜须用蜡矾丸，（黄蜡二两，白矾一两，溶化为丸，酒服十丸，加至百丸则有力，使毒不攻心。 一方加雄黄，名雄矾丸，蛇咬尤宜服之。）二方均是疡科宝。

托里十补散<small>补里散表</small>

托里十补（散，即《局方》十宣散）参芪芎，归桂白芷及防风。 甘桔厚朴酒调服，痈疡脉弱赖之充。（人参、黄芪、当归各二钱，川芎、桂心、白芷、防风、甘草、桔梗、厚朴各一钱，热酒调服。 参、芪补气，当归和血，甘草解毒，防风发表，厚朴散满，桂、芷、桔梗排脓，表里气血交治，共成内托之功。）

托里温中汤<small>寒疡内陷</small>

托里温中（汤，孙彦和）姜附羌，茴木丁沉共四香。

陈皮益智兼甘草，寒疡内陷呕泻良。〔附子（炮）四钱，炮姜、羌活各三钱，木香钱半，茴香、丁香、沉香、益智仁、陈皮、甘草各二钱，加姜五片煎。治疮疡变寒内陷，心痞、便溏、呕呃、昏聩。疡寒内陷，故用姜、附温中助阳，羌活通关节，炙草益脾元，益智、丁、沉以止呃进食，茴、木、陈皮以散满除痞。此孙彦和治王伯禄臂疡，盛夏用此，亦舍时从证之变法也。〕

托里定痛汤 内托止痛

托里定痛（汤）四物兼，（地黄、川芎、当归、白芍。）乳香没药桂心添。再加蜜炒罂粟壳，溃疡虚痛去如拈。（罂粟壳收涩，能止诸痛；桂心、四物活血，托里充肌。乳香能引毒气外出，不致内攻，与没药并能消除痈肿止痛。）

散肿溃坚汤 消坚散肿

散肿溃坚（汤，东垣）知柏连，花粉黄芩龙胆宣。升柴翘葛兼甘桔，归芍棱莪昆布全。〔黄芩八钱半（酒炒半生用），知母、黄柏（酒炒）、花粉、胆草（酒炒）、桔梗、昆布各五钱，柴胡四钱，升麻、连翘、甘草（炙）、三棱（酒炒）、莪术（酒洗炒）各三钱，葛根、归尾（酒洗）、白芍（酒炒）各二钱，黄连二钱，每服五、六钱，先浸后煎。连翘、升、葛解毒升阳，甘、桔、花粉排脓利膈，归、芍活血，昆布散痰，棱、莪破血行气，龙胆、知、柏、芩、连大泻诸经之火也。〕

经产之剂

十二首　附方二十一

妇人诸病与男子同，惟行经妊娠，则不可例治，故立经产一门。

妊娠六合汤 妊娠伤寒

海藏妊娠六合汤，四物为君妙义长。（当归、地黄、川芎、白芍。）伤寒表虚地骨桂，（表虚自汗，发热恶寒，头痛脉浮，四物四两，加桂枝、地骨皮各七钱，二药解肌实表，名表虚六合汤。）表实细辛兼麻黄。（头痛身热，无汗脉紧，四物四两，加细辛、麻黄各五钱，二药温经发汗，名表实六合汤。）少阳柴胡黄芩入，（寒热胁痛，心烦善呕，口苦脉弦，为少阳证。加柴胡解表，黄芩清里，名柴胡六合汤。）阳明石膏知母藏。（大热烦渴，脉大而长，为阳明证，加白虎汤清肺泻胃，名石膏六合汤。）小便不利加芩泻，（加茯苓、泽泻利水，名茯苓六合汤。）不眠黄芩栀子良。（汗下后不得眠，加黄芩、栀子养阴除烦，名栀子六合汤。）风湿防风与苍术，（兼风兼湿，肢节烦痛，身热脉浮，加防风搜风，苍术燥湿，名风湿六合汤。）温毒发斑升翘长。 胎动血漏名胶艾，（伤寒汗下后，胎动漏血，加阿胶、艾叶养血安胎，名胶艾六合汤。）虚痞朴实颇相当。（胸满痞胀，加厚朴、枳实炒，散满消痞，名朴实六合汤。）脉沉寒厥益桂附，（身冷，拘急腹痛，脉沉，亦有不得已而加附子、肉桂散寒回阳者，名附子六合汤。）便秘蓄血桃仁黄。（大便秘，小便赤，脉实数，或膀胱蓄血，亦有加桃仁、大黄润燥通幽者，名大黄六合汤。）安胎养血先为主，余因各证细参详。 后人法此治经水，过多过少别温凉。 温六合汤加芩术，（加黄芩、白术治经水过多，黄芩抑阳，白术补脾，脾能统血。）色黑后期连附商。（加黄连清热，香附行气，名连附六合汤。）热六合汤栀连益，（加栀子、黄连治血热妄行。）寒六合汤加附姜。（加炮姜、附子治血满虚寒。）气六合汤加陈朴，（加陈皮、厚朴治气郁经阻。）风六合汤加艽羌。（加秦艽、羌活治血虚风痉。）此皆经产通用剂，说与时师好审量。

胶艾汤 胎动漏血

胶艾汤（《金匮》）中四物先，阿胶艾叶甘草全。（阿胶、川芎、甘草各二两，艾叶、当归各三两，芍药、地黄各四两，酒水煎，内阿胶烊化服。四物养血，阿胶补阴，艾叶补阳，甘草和胃，加酒行经。）妇人良方单胶艾，（亦名胶艾汤。）胎动血漏腹痛痊。胶艾四物加香附，（香附用童便、盐水、酒、醋各浸三日，炒。）方名妇宝（丹）调经专。

当归散 养血安胎

当归散（《金匮》）益妇人妊，术芍芎归及子芩。安胎养血宜常服，产后胎前功效深。（妇人怀妊，宜常服之，临盆易产，且无众疾。当归、川芎、芍药、黄芩各一斤，白术半斤，为末，酒调服。丹溪曰：黄芩、白术，安胎之圣药。盖怀妊宜清热凉血，血不妄行则胎安。黄芩养阴退阳，能除胃热；白术补脾，亦除胃热。脾胃健则能化血养胎，自无半产胎动血漏之患也。）

汤头歌诀

黑神散 消瘀下胎

黑神散（《局方》）中熟地黄，归芍甘草桂炮姜。蒲黄黑豆童便酒，消瘀下胎痛逆忘。（瘀血攻冲则作痛，胞胎不下，亦由血滞不行。诸药各四两，黑豆炒去皮，半斤酒、童便合煎。熟地、归、芍润以濡血，蒲黄、黑豆滑以行血，黑姜、官桂热以动血，缓以甘草，散以童便，行以酒力也。）

清魂散 产中昏晕

清魂散（严氏）用泽兰叶，人参甘草川芎协。荆芥理血兼祛风，产中昏晕神魂帖。〔泽兰、人参、甘草（炙）各三分，川芎五分，荆芥一钱，酒调下。川芎、泽兰和血，人参、甘草补气。外感风邪，荆芥能疏血中之风。肝藏魂，故曰清魂。〕

羚羊角散 子痫

羚羊角散（《本事方》）杏薏仁，防独芎归又茯神。 酸枣木香和甘草，子痫风中可回春。〔羚羊角屑一钱，杏仁、薏仁、防风、独活、川芎、当归、茯神、枣仁（炒）各五分，木香、甘草各二分半，加姜煎。治妊娠中风，涎潮僵仆，口噤搐搦，名子痫。 羚羊平肝火，防、独散风邪，枣、茯以宁神，芎、归以和血，杏仁、木香以利气，薏仁、甘草以调脾。〕

当归生姜羊肉汤蓐劳

当归生姜羊肉汤，（《金匮》。 当归三两，生姜五两，羊肉一斤。）产中腹痛蓐劳匡。 （产后发热，自汗身痛，名蓐劳。 腹痛者，瘀血未去，则新血自不生也。）亦有加入参芪者，（气能生血。 羊肉辛热，用气血之属以补气血，当归引入血分，生姜引入气分，以生新血。 加参、芪者，气血交补也。）千金四物甘桂姜。 （千金羊肉汤，芎、归、芍、地、甘草、干姜、肉桂加羊肉煎。）

达生散易生易产

达生（散，丹溪）紫苏大腹皮，（达，小羊也，取其易生。）参术甘陈归芍随。 再加葱叶黄杨脑，孕妇临盆先服之。〔大腹皮三钱，紫苏、人参、白术（土炒）、陈皮、当归（酒洗）、白芍（酒洗）各一钱，甘草（炙）三钱，青葱五叶，黄杨脑七个，煎。 归、芍以益其血，参、术以补其气，陈、腹、苏、葱以疏其壅。 不虚不滞，产自无难矣。〕若将川芎易白术，紫苏饮子（严氏）子悬宜。 （胎气不和，上冲心腹，名子悬。）

参术饮<small>妊娠转胞</small>

妊娠转胞参术饮，（丹溪。 转胞者，气血不足，或痰饮阻塞，胎为胞逼，压在一边，故脐下急痛，而小便或数或闭也。）芎芍当归熟地黄。 炙草陈皮（留白）兼半夏，气升胎举自如常。 （此即人参汤除茯苓，加陈皮、半夏以除痰，加姜煎。）

牡丹皮散<small>血瘕</small>

牡丹皮散（《妇人良方》）延胡索，归尾桂心赤芍药。 牛膝棱莪酒水煎，气行瘀散血瘕削。 （瘀血凝聚则成瘕。丹皮、延胡索、归尾、桂心各三分，赤芍、牛膝、莪术各六分，三棱四分，酒水各半煎。桂心、丹皮、赤芍、牛膝以行其血，三棱、莪术、归尾、延胡索兼行血中气滞、气中血滞，则结者散矣。）

固经丸 经多崩漏

固经丸（《妇人良方》）用龟板君，黄柏樗皮香附群。黄芩芍药酒丸服，漏下崩中色黑殷。〔治经多不止，色紫黑者，属热。龟板（炙）四两，黄柏（酒炒）、芍药（酒炒）各二两，樗皮（炒）、香附（童便浸炒）各两半，黄芩（酒炒）二两，酒丸。阴虚不能制胞络之火，故经多。龟板、芍药滋阴壮水，黄芩清上焦，黄柏泻下焦，香附辛以散郁，樗皮涩以收脱。〕

柏子仁丸 血少经闭

柏子仁丸（《良方》）熟地黄，牛膝续断泽兰芳。卷柏加之通血脉，经枯血少肾肝匡。〔柏子仁（去

汤头歌诀

油)、牛膝(酒浸)、卷柏各五钱,熟地一两,续断、
泽兰各二两,蜜丸,米饮下。 经曰:心气不得下降,
则月事不来。 柏子仁安神养心,熟地、续断、牛膝补
肝益肾,泽兰、卷柏活血通经。〕

附：便用杂方

望梅丸 生津止渴

　　望梅丸（瘟庵）用盐梅肉，苏叶薄荷与柿霜。茶末麦冬糖共捣，旅行赍服胜琼浆。〔盐梅肉四两，麦冬去心、薄荷叶（去梗）、柿霜、细茶各一两，紫苏叶（去梗）五钱，为极细末，白霜糖四两，共捣为丸，鸡子大。旅行带之，每含一丸，生津止渴，加参一两尤妙。〕

骨灰固齿牙散 固齿

　　骨灰固齿（牙散）猪羊骨，腊月腌成煅研之。骨能补骨咸补肾，坚牙健啖老尤奇。（用腊月腌猪、羊骨，火煅，细研，每晨擦牙，不可间断。至老而其效益彰，头上齿骨亦佳。）

软脚散 远行健足

软脚散中芎芷防，细辛四味研如霜。轻撒鞋中行远道，足无箴疱汗皆香。（防风、白芷各五钱，川芎、细辛各二钱半，为末。行远路者，撒少许于鞋内，步履轻便，不生箴疱，足汗皆香。）

稀痘神方 小儿稀痘方

稀痘神丹（米以功）三种豆，粉草细末竹筒装。腊月厕中浸洗净，风干配入梅花良。丝瓜藤丝煎汤服，一年一次三年光。（用赤小豆、黑豆、绿豆、粉草各一两，细末，入竹筒中，削皮留节，凿孔入药，杉木塞紧，溶蜡封固，浸腊月厕中一月；取出，洗浸，风干。每药一两，配腊月梅花片三钱，以雪中花片落地者，不著人手，以针刺取更妙。如急用时，入纸套中略烘即干。儿大者服一钱，小者五分，以霜后丝瓜藤上小藤丝煎汤，空腹服。忌荤腥十二日，解出黑粪为验。每年服一次，二次可稀，三次永不出矣。）又方蜜调忍冬末，（顾骧宇。）不住服之效亦强。（金银花为末，糖调，

不住服之。）更有元参菟丝子，（娄江王相公。）蜜丸
如弹空心尝。白酒调化日二次，〔菟丝子半斤（酒浸二
宿，煮干去皮），元参四两，共为细末，蜜丸，弹子
大，白酒调下，每日二次。〕或加犀麦生地黄。（又方
加生地、麦冬四钱，犀角二两。）此皆验过稀痘法，为
力简易免仓皇。